Altrock

Ohrgeräusche ganzheitlich behandeln

Ohrgeräusche ganzheitlich behandeln

Wissenswertes für Tinnitus-Patienten

Dr. med Theresia Altrock

11 Abbildungen

Techau Verlag
www.techau-verlag.de

Bibliografische Information der Deutschen Nationalbibliothek:
Die Deutsche Nationalbibliothek verzeichnet diese Publikation in der Deutschen Nationalbibliografie; detaillierte bibliografische Daten sind im Internet über dnb.dnb.de abrufbar.

ISBN: 978-3-931050-78-8

ISBN: 978-3-931050-78-8

Umschlaggestaltung und Satz im Haus

Umschlagfoto: Stefan Altrock (Puppe aus der Praxis Dr. Altrock)

Inhalt

Einführung

Tinnitus ist behandelbar

Der Tinnitus ist zwar keine lebensbedrohliche oder gar eine zum Tode führende Krankheit, mit Sicherheit aber ist der Leidensdruck der Betroffenen häufig so stark, dass sie damit nicht mehr leben können. Sie wenden sich verzweifelt an Therapeuten, die mit zusätzlichen Heilmethoden arbeiten, die von der konventionellen Medizin nicht oder noch nicht wissenschaftlich anerkannt sind. Immer wieder ist die Hoffnung auf Hilfe sehr groß, am Ende ist meistens die Enttäuschung noch viel größer.

Die Behandlung eines therapieresistenten Tinnitus sehe ich als eine Herausforderung und werde immer wieder darin bestätigt, dass auch diese Krankheit behandelbar ist, wenn man es schafft, die Ursachen hierfür zu finden. Diese liegen allerdings selten in den Ohren!

Anatomische und physiologische Grundlagen

Konventionelle Hypothese zur Entstehung des Tinnitus

Die etwa 20000 Sinnes- oder Hörzellen oder Haarzellen in der Schnecke werden von den auftreffenden Schallwellen bewegt. Wenn diese Hörzellen nur kurzfristig durch zu lauten Schall überlastet sind, reagieren sie mit vorübergehender Taubheit, wie beim Hörsturz. In Ruhepausen können sie sich aber meist wieder erholen. Wird dagegen bei fehlenden Erholungsphasen die Lautstärkebelastung zu groß, entstehen irreparable Schäden. Die Folgen sind Schwerhörigkeit oder chronische Ohrgeräusche.

In der Schnecke, dem eigentlichen Hörorgan des Innenohrs, sitzt das Corti-Organ mit den feinen Haarzellen. Die V-förmigen äußeren Haarzellen sind in drei Reihen angeordnet, die inneren liegen gegenüber. Hier werden die Schallwellen in elektrische Impulse umgewandelt und zum Gehirn geleitet.

Durch zu starke Schallwellen werden die feinen Haarzellen verformt und verklumpt. Mit dem Rasterelektronenmikroskop kann man diese Verwüstung im Corti-Organ sichtbar machen. Eine zehnstündige Belastung mit 110 dB erzeugt irreparable Schäden im Ohr (siehe Abb. 1 und 2).

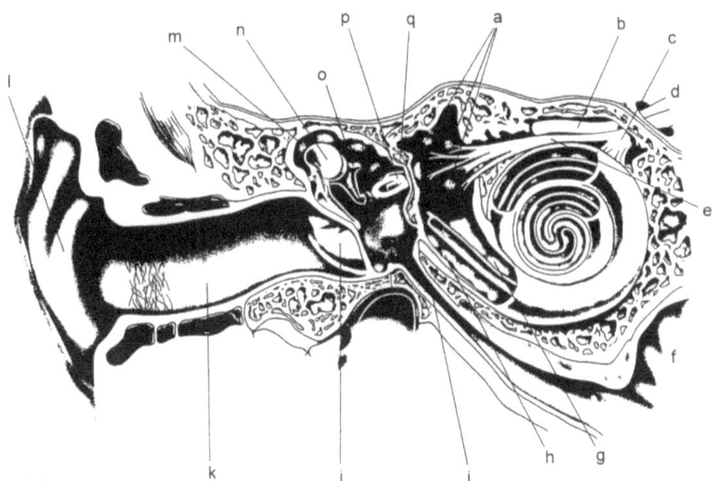

Abb. 1

a Bogengänge des Gleichgewichtsorgans
b Gesichtsnerv
c Hörnerv
d innerer Gehörgang
e Gleichgewichtsnerv
f Rachen
g Vorhoftreppe
h Paukentreppe
i Eustachische Röhre
j Trommelfell
k äußerer Gehörgang
l Ohrmuschel
m Kuppelraum
n Hammer
o Amboss
p Steigbügel
q Gesichtsnerv

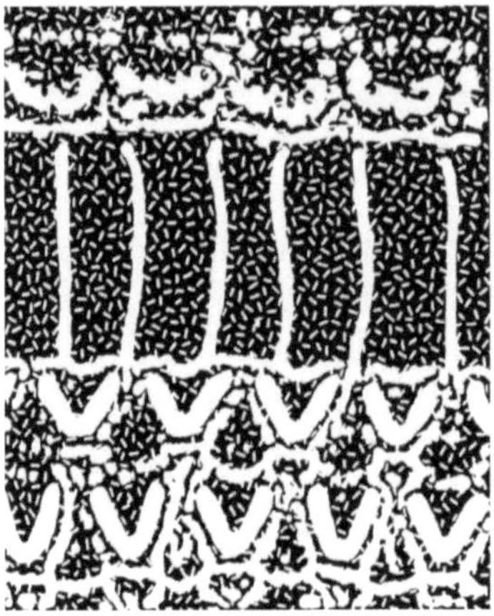

Gesunde Haarzellen
Im eigentlichen Hörorgan des Innenohrs - der Schnecke - sitzt das Corti-Organ mit den feinen Haarzellen. Die V-förmigen äußeren Haarzellen sind in drei Reihen angeordnet, die inneren liegen gegenüber. Hier werden die Schallwellen in elektrische Schwingungen umgewandelt und zum Gehirn geleitet.

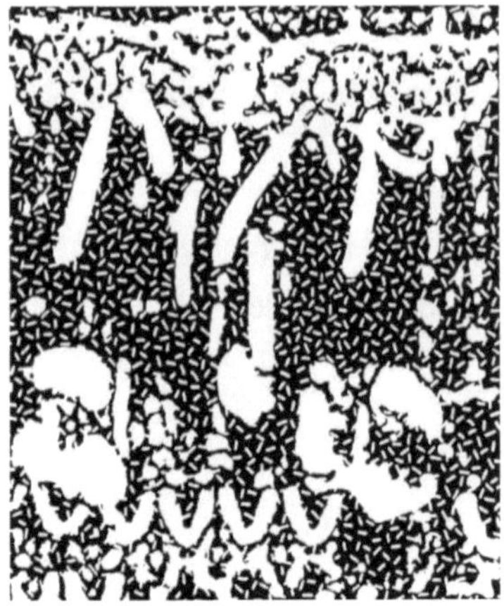

Geschädigte Haarzellen
Das Rasterelektronenmikroskop zeigt die Verwüstung durch Lärm im Corti-Organ: Die Haarzellen sind von den zu starken Schallwellen verformt und verklumpen. Diese Schäden im Ohr sind irreparabel. Sie entstanden als Folge einer nur zehnstündigen Belastung mit 110 Dezibel .

Abb. 2: Gesunde und geschädigte Haarzellen

Ursachen

Lärm als schädliche Noxe

Mögliche Ursachen: Schäden des Gehörs

Heute wissen bereits viele Menschen, dass Lärm ein gesundheitliches Risiko bedeutet. Wer sich durch die zu laute Umwelt gestört fühlt, kann sich nicht entspannen und reagiert gestresst. Der Körper setzt vermehrt Adrenalin frei und erhöht so die Gefahr, einen Herzinfarkt zu bekommen oder unter zu hohem Blutdruck zu leiden. Bereits bei einer Dauerbelastung von 65 dB am Tag vergrößert sich das Herzinfarktrisiko um 20%. Rund 2% aller Herzinfarkte werden nachweislich durch Lärm verursacht. Dabei ist es beinahe unverständlich, dass rund 10% der Bevölkerung der Lautstärke von 65 dB dauernd ausgesetzt ist!

Schwerhörigkeit

Schwerhörigkeit ist inzwischen eine Volkskrankheit geworden. Eine Studie des Deutschen Grünen Kreuzes ergab, dass mehr als ein Viertel der Westdeutschen im Alter zwischen 15 und 75 Jahren einen deutlich nachweisbaren Hörschaden hat. 15% der Jugendlichen hören bereits so schlecht wie Fünfzigjährige. Nicht selten ist Schwerhörigkeit vergesellschaftet mit Ohrgeräuschen.

Diskotheken und Rockkonzerte

Die meisten jungen Menschen ruinieren sich ihr Gehör in ihrer Freizeit bei Rock-Konzerten oder in Diskotheken, wo der Lautstärkepegel häufig 120 dB erreicht!

Ein voll aufgedrehter Walkman bringt es zu 110 dB. Zum Vergleich: Arbeiter müssen ab 85 dB einen Hörschutz tragen!

Die Kracher oder Böllerschüsse, die an Silvester abgefeuert wer den, erreichen oft Spitzenpegel und können zu irreparablen Innenohrschäden führen. Eine Zündplättchenpistole, die unmittelbar neben dem Ohr abgeschossen wird, kann das Trommelfell zum Platzen bringen und ist deswegen ein gefährliches Spielzeug.

Eine meiner Patientinnen hatte einen Kuss aufs Ohr bekommen und seither einen Tinnitus.

Fluglärm

Vor allem nachts belasten laute Start- und Landegeräusche die Nerven und den Kreislauf. Sie verursachen Gehörschäden und Schwerhörigkeit bei Dauerbelastung.

Die Liste solcher Ursachen ließe sich noch viel weiter fortsetzen, denn Oasen der Ruhe werden immer seltener.

Weitere Ursachen

Kiefergelenksarthrose

Ursachen außerhalb des Gehörs

Die Verursacher von Tinnitus können auch außerhalb des Gehörs liegen! So kann zum Beispiel ein knackendes Geräusch entstehen, wenn der Biss nicht stimmt. Zahnärzten und Kieferorthopäden ist dies von Patienten bekannt, die arthrotische Veränderungen des Kiefergelenks haben. In diesen Fällen kann der Tinnitus auch hinter den Ohren, auf dem Kopf, im Hinterkopf oder an einer oder an beiden Schädelseiten empfunden werden. Er kann einseitig oder auch beidseitig sein.

Nasennebenhöhlenentzündungen

Die Ursache der Ohrgeräusche findet man besonders häufig bei entzündlichen Reaktionen der Schleimhäute in den Nasennebenhöhlen.

Allergien

Jeder dritte Mensch ist heute bereits Allergiker. Nicht nur die Pollen von Gräsern, Bäumen, Getreide und Sträuchern sind Auslöser von quälendem Schnupfen, Augenbrennen und Tränen, von Atemnot, Hals- und Ohrenschmerzen, von Husten und Verstopfungsgefühl in den Ohrtuben, es gibt inzwischen unzählige Allergene im Bereich der Lebensmittel und ihrer Zusatzstoffe, die zur Haltbarmachung der Nahrung verwendet werden. Auch Farben, Wohn- und Industriegifte können zu Allergenen werden. Der Abrieb von unverträglichen Zahnmetallen im Mund verursacht nicht selten Allergien auf verschiedene Nahrungsmittel, die ja im Mund zerkleinert und vermischt werden.

Amalgam und Umweltnoxen

Insbesondere das Amalgam ist hier zu nennen, da es ja mindestens 50% des giftigen Quecksilbers enthält. Dieses aus dem Zahnamalgam stammende Schwermetall kann für eine Vielzahl chronischer Erkrankungen verantwortlich sein, z. B. für Seh- und Hörstörungen, Depressionen, Psychosen, Haarausfall, Sprach- und Bewegungsstörungen, Entzündungen der Atemwege, Gelenkschmerzen, Allergien Tinnitus u.v.a. mehr.

Allerdings gibt es Quecksilbervergiftungen auch bereits bei Säuglingen und Kleinkindern, die selbst noch keine Amalgamfüllungen im Mund haben. Es handelt sich hier um eine Schwermetallbelastung durch Übertragung des giftigen Quecksilbers in der Schwangerschaft und besonders durch die Muttermilch auf das Kind. In der Universitäts-Frauenklinik in Heidelberg wurde von Frau Professor Dr. I. Gerhard eine große Studie darüber durchgeführt und wissenschaftlich ausgewertet. Je mehr Amalgam die Mutter im Mund hatte, umso stärker war der Quecksilbergehalt in der Muttermilch. Auch im Speichel ließen sich Zusammenhänge mit der Höhe der Giftausscheidung und der Zahl der Amalgamfüllungen nachweisen.

Amalgam oder zahnärztliche Werkstoffe können Ohrgeräusche provozieren und unterhalten. Deshalb hat die Suche nach Unverträglichkeiten im Zahn-Mund- und Kieferbereich, die einen Tinnitus auslösen können, absolute Priorität.

Diese Unverträglichkeiten können durch jegliches Fremdmaterial im Mund, durch alle zahnärztlichen Werkstoffe, die zur Zahnsanierung oder Prothetik gängig sind, entstehe

Zähne

Ein wurzelbehandelter Weisheitszahn hat eine Fernwirkung auf das Innenohr und kann ursächlich für einen Tinnitus in Frage kommen. Devitale Zähne, Granulome und Kiefereiterungen haben die gleichen pathogenen Wirkungen. Auch sie können Ohrgeräusche hervorrufen durch Störung der Funktion des Hörsystems.

Blockaden und Veränderungen in der Wirbelsäule

Wirbelsäulen Blockaden oft störfeldbedingt

Wenn beim Kopfdrehen oder Nicken ein Rauschen oder Zischen in den Ohren bemerkt wird, ist meist die Halswirbelsäule blockiert und die Nackenmuskulatur verspannt. Wenn hier durch orthopädische oder kieferorthopädische Behandlung keine Besserung erzielt wird, hat die Akupunktur immer noch Aussicht auf Erfolg. Und wenn das Röntgenbild der Wirbelsäule keine wesentlichen krank haften Veränderungen erkennen lässt und die Diagnose lautet: „Normaler oder altersgemäßer Verschleiß", dann sollte man doch noch nach weiteren möglichen Ursachen suchen, zum Beispiel im Zahnbereich, denn ein jeder Zahn hat eine Beziehung zu einem bestimmten Wirbelsäulenabschnitt. Wenn er beherdet oder nervtot ist und keine Schmerzen im Zahnbereich macht, kann er doch Schuld sein an Rücken- oder Nackenschmerzen durch seine energetische Ausstrahlung auf den zugeordneten Bereich der Wirbelsäule oder auch auf andere Organe, zum Beispiel auf die Ohren. Es handelt sich dann meist um eine toxische Wirkung, die nicht so leicht erkannt wird, denn zu oft findet man Amalgam unter Goldkronen oder einen Eiterherd unter einem wurzelbehandelten devitalen Zahn. Auch Stiftzähne können bei Unverträglichkeit des inkorporierten Materials gefährliche Fernwirkungen haben.

Manchmal sind die Verspannungen in der Wirbelsäule auch durch eine **Kupferallergie** verursacht, und dieses Material ist vorwiegend in Goldlegierungen enthalten. Bei Frauen sollte man auch nach **Kupferspiralen** im Uterus zur Verhinderung einer Schwangerschaft fragen, da auch hierdurch bei einer Kupferallergie viele gesundheitliche Störungen infolge von Muskelverspannungen und Verkrampfungen entstehen können .

Man sollte auch beachten, dass es durch Störfaktoren im Kopf- wie im Bauchraum zur Irritation des Ganglion stellatum (unterer Halsnervenknoten) kommen kann, die eine Reflexumkehr zur Folge hat. Darunter versteht man eine Veränderung der vegetativen Reaktionslage. Hierdurch könnte man zu falschen diagnostischen Schlüssen kommen und therapeutische Misserfolge haben. Die Inversion lässt sich durch Ohrakupunktur beseitigen, allein damit hat man oft schon großen Erfolg.

Das konnte ich erfahren, als ich vor nunmehr 13 Jahren eine Patientin auf diese Weise von ihrer Halswirbelblockade befreite. Es verschwanden danach nicht nur die Nackenschmerzen, sondern gleichzeitig auch die seit fünf Jahren bestehenden und mit konventionellen Methoden nicht mehr therapierbaren Ohrgeräusche.

Wirbelsäulen Blockaden als Diagnose- und Therapiehinderniss

Bei einer Ganglion-stellatum-Blockade spricht man von einem Diagnose- und Therapiehindernis, das unbedingt beseitigt werden muss, weil es sonst den Therapieerfolg gänzlich in Frage stellt.

Allerdings ist es nicht immer so einfach, die Ursache für einen Tinnitus zu finden. Eine Stellatum-Blockade macht gewöhnlich als „Schiefhals“ oder als „Torticollis spasticus“ eine erhebliche, schmerzhafte Verspannung, die vom Nacken über die Kopfseite bis zum Ohr zieht und dort Geräusche auslösen kann. Diese Schmerzen reagieren nicht auf die sonst üblichen orthopädischen Behandlungsmethoden.

In den meisten Fällen sind Ganglion-stellatum-Blockaden nicht durch anatomische Veränderungen, sondern durch ein Störfeld bedingt.

Mit Hilfe der Elektroakupunktur nach Voll konnten die energetischen Zusammenhänge von Kramer und anderen herausgefunden und in übersichtlichen Tafeln zusammengestellt werden (siehe Abb. 3 und 4).

Ototoxische Ursachen

Medikamente und Umweltgifte oft toxisch für das Gehör

Auf unsere Sinnesorgane können alle toxischen Stoffe, auch viele Medikamente,ungünstig wirken und sogar Tinnitus erzeugen oder verstärken. Insbesondere die Intoxikationen durch Arzneimittel, durch Schwermetalle, Zahnmaterialien oder auch durch Umwelt gifte (Holzschutzmittel, Pestizide, Lebensmittelzusatzstoffe u.a.) werden meist als Tinnitus-Auslöser oder Verursacher übersehen. Wir können nicht genug darauf achten, was auf den Beipackzetteln steht. Die Erfolgsrate ist durch Behandlung der toxischen Belastungen nach Zahnsanierung und (oder) Ausleitung der Gift-

Hypophysen-Vorderlappen	Neben-schild-drüse	Schild-drüse	Thymus	Hypophysen-Hinterlappen		Epiphyse		Epiphyse		Hypophysen-Hinterlappen		Thymus	Schild-drüse	Neben-schild-drüse	Hypo-physen-Vorderl.
Innenohr	Kieferhöhle		Siebbein-zellen			Stirnhöhle		Stirnhöhle			Siebbein-zellen		Kieferhöhle		Innenohr
Schulter Ellbogen	Kiefer		Schulter Ellbogen		Knie hinten			Knie hinten			Schulter Ellbogen		Kiefer		Schulter Ellbogen
Hand ulnar Fuß plantar Zehen u. 1*	Knie vorn		Hand radial Fuß Großzehe		Hüfte	Kreuzsteißbein		Kreuzsteißbein		Hüfte	Hand radial Fuß Großzehe		Knie vorn		Hand ulnar Fuß plantar Zehen u. 1*
					Fuß			Fuß							
Th 1 C 8 Th 7 Th 6 Th 5 S 3 S 2 S 1	Th 12 Th 11 L 1		C 7 C 6 C 5 Th 4 Th 3 Th 2 L 5 L 4		Th 8 Th 9 Th 10	L 3 L 2 Co S 5 S 4		L 2 L 3 S 4 S 5 Co		Th 8 Th 9 Th 10	C 5 C 6 C 7 Th 2 Th 3 Th 4 L 4 L 5		Th 11 Th 12 L 1		C 8 Th 1 Th 5 Th 6 Th 7 S 1 S 2 S 3
B 1 H 7 B 6 B 5 S 2 S 1	B 12 B 11 L 1		H 7 H 6 H 5 B 4 B 3 L 5 L 4		B 9 B 10	L 3 L 2 Co S 5 S 4 S 3		L 2 L 3 S 3 S 4 S 5 Co		B 9 B 10	H 5 H 6 H 7 B 3 B 4 L 4 L 5		B 11 B 12 L 1		H 7 B 1 B 5 B 6 S 1 S 2
Herz rechts		Panc-reas	Lunge rechts		Leber rechts		Niere rechts	Niere links		Leber links		Lunge links	Milz		Herz links
	Magen rechts			Dick-darm rechts		Blase rechts urogeni-tales Gebiet			Blase links urogeni-tales Gebiet		Dick-darm links			Magen links	
18	17	16	15	14	13	12	11	21	22	23	24	25	26	27	28
8 +	7 +	6 +	5 +	4 +	3 +	2 +	1 +	+ 1	+ 2	+ 3	+ 4	+ 5	+ 6	+ 7	+8

UNTERKIEFER		8 –	7 –	6 –	5 –	4 –	3 –	2 –	1 –	– 1	– 2	– 3	– 4	– 5	– 6	– 7	– 8
		48	47	46	45	44	43	42	41	31	32	33	34	35	36	37	38
ORGANE	Yang	Ileum rechts		Dickdarm rechts	Magen rechts Pylorus		Gallenblase		Blase rechts urogenitales Gebiet	Blase links urogenitales Gebiet		Gallengänge links		Magen links	Dickdarm links		Jejunum Ileum links
	Yin		Lunge rechts			Pancreas		Niere rechts			Niere links		Milz			Lunge links	
WIRBEL		B 1 H 7 B 2 B 5 S 2 S 1	H 7 H 6 H 5 B 4 B 3 L 5 L 4		B 12 B 11 L 1		B 9 B 10	L 3 L 2 Co S 5 S 4 S 3		L 2 L 3 S 3 S 4 S 5 Co		B 9 B 10	B 11 B 12 L 1		H 5 H 6 H 7 B 3 B 4 L 4 L 5		H 7 B 1 B 5 B 6 S 1 S 2
RÜCKENMARK-SEGMENTE		Th 1 C 8 Th 7 Th 6 Th 5 S 3 S 2 S 1	C 7 C 6 C 5 Th 4 Th 3 Th 2 L 5 L 4		Th 12 Th 11 L 1		Th 8 Th 9 Th 10	L 3 L 2 Co S 5 S 4		L 2 L 3 S 4 S 5 Co		Th 8 Th 9 Th 10	Th 11 Th 12 L 1		C 5 C 6 C 7 Th 2 Th 3 Th 4 L 4 L 5		C 8 Th 1 Th 5 Th 6 Th 7 S 1 S 2 S 3
GELENKE		Schulter – Ellbogen			Knie vorn		Knie hinten			Knie hinten			Knie hinten		Schulter – Ellbogen		
		Hand ulnar Fuß plantar Zehen u. 1*	Hand radial Fuß-Großzehen-Gelenke				Hüfte	Kreuzsteißbein		Kreuzsteißbein		Hüfte			Hand radial Fuß-Großzehen-Gelenke		Hand ulnar Fuß plantar Zehen u. 1*
					Kiefer-Gelenk		Fuß-Gelenke			Fuß-Gelenke			Kiefer-Gelenk				
HNO-Bereich		Ohr	Siebbeinzellen		Kieferhöhle			Stirnhöhle		Stirnhöhle			Kieferhöhle		Siebbeinzellen		Ohr
ENDOKRINE DRÜSEN GEFÄSSE		periphere Nerven	Arterien	Venen	Lymphgefäße	Keimdrüse		Nebenniere		Nebenniere		Keimdrüse		Lymphgefäße	Venen	Arterien	periph. Nerven
SONSTIGES		Energiehaushalt			Mammadrüse rechts		Auge					Auge	Mammadrüse links				Energiehaushalt

Im Schema bedeuten:

C 5 – Th 1 = Plexus brachialis
Th 1 – Th 4 = obere Intercostalnerven
Th 5 – Th 7 = mittlere Intercostalnerven
Th 8 – Th 10 = untere Intercostalnerven
Th 11 – Th 12 = unterste Intercostalnerven
Th 12 – L 3 = Plexus lumbalis
L 4 – S 3 = Plexus sacralis = Plexus ischiadicus
S 4 – S 5 = Plexus pudendus
S 5 – Co = Plexus coccygeus

1* = Kreuz-Darmbeingelenk (gehört zum 8. Odonton)

Abb. 3: Die energetischen Wechselbeziehungen zwischen Zahn-Kiefergebiet und dem übrigen Organismus (mit freundlicher Genehmigung des Herausgeber s, Dr. Fritz Kramer, Nürnberg)

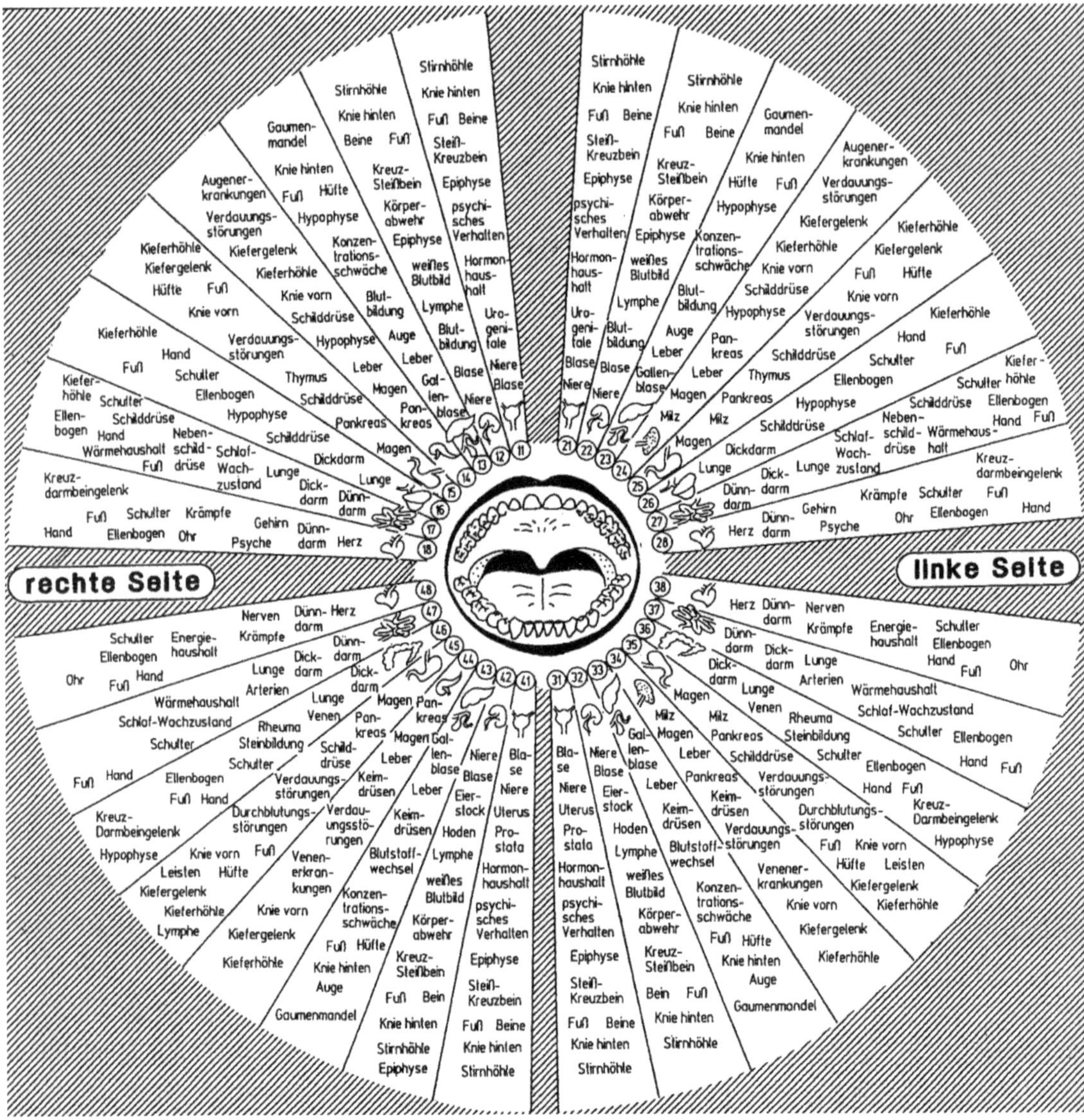

Abb. 4 : Zahn - und Organwechselbeziehungen nach Dr. Peter Bertholdt, München. Der besseren Übersicht wegen wurde nur eine Anzahl der möglichen Zuordnungen aufgeführt. Die Wechselbeziehungen gehen in beide Richtungen , d. h. es gibt spezifische Einflüsse von Organen auf einzelne Zähne und umgekehrt . Die jeweilige Zuordnung ist nicht zwingend - sie hat lediglich eine hohe statistische Wahrscheinlichkeit. Im Einzelfall können ganz andere Wechselbeziehungen auftreten.

stoffe besonders groß. Es gibt bereits eine Datenbank, die solche Stoffe ausweist. Dazu gehören leider sehr viele Medikamente, aber auch Umweltnoxen, Wohn- und Industriegifte u.a. mehr.

Hinweise auf ototoxische Wirkungen von Medikamenten sind längst nicht alle bekannt oder erwähnt. Seit der Contergan-Tragödie befleißigen sich die pharmazeutischen Firmen, alle möglichen Nebenwirkungen der Medikamente aufzuführen, so dass viele Menschen verunsichert sind und sich kaum noch trauen, das verordnete Mittel einzunehmen. Leider findet man nicht bei allen Mitteln den Hinweis, dass auch Ohrgeräusche durch diese entstehen können.

Da sind **Testmethoden** gefragt, mit denen alle verordneten Medikamente vorher am Patienten getestet werden könnten, um ihn vor Schäden durch die Therapie zu schützen. Gleichzeitig könnte man ökonomischer behandeln und viel Geld in der medizinischen Versorgung einsparen, weil der Erfolg der Therapie vorprogrammiert und nachkontrolliert werden könnte.

Testmethoden dringend notwendig

Heute, wo jeder dritte Mensch auf verschiedene Stoffe allergisch reagiert, sind **Medikamententests** besonders wichtig. Leider werden diese in keiner konventionellen Ausbildung gelehrt. Zudem sind die in Frage kommenden Allergene so zahlreich, dass nur eine besonders schnelle und wenig aufwendige Testmethode im normalen Betrieb einer Arztpraxis durchführbar wäre.

In meiner Praxis werden seit vielen Jahren alle von den Patienten mitgebrachten Medikamente, und auch die, die von mir verordnet werden sollen, mit dem RAC (Reflex-Auriculo-Cardiaque/Pulsreflex nach Dr. Nogier) getestet. Damit erfahre ich ob diese dem Patienten helfen, schaden oder unwirksam sind. Diese Methode erlaubt es dem Prüfer sogar, gut wirksame homöopathische Mittel, eventuell sogar das „Simile“ und die richtige Potenz des homöopathischen Mittels zu finden.

So erfahre ich, ob Medikamente helfen, schaden oder unwirksam sind.

Beispiel: Wenn man einen pathologischen Punkt am Ohr, z.B. den Gallenpunkt findet, kann man durch „simulierte Zugabe“ (in die Hand legen) des passenden Medikaments diesen Ohrpunkt zum Verschwinden bringen. Wenn man es dagegen auf die Stirn des Patienten legt („simulierte Wegnahme“), wird der gefundene pathologische Punkt noch deutlicher .

Auch toxische Stoffe können so identifiziert werden.

Hier ein anderes Beispiel: Wenn eine Amalgamunverträglichkeit bei einem Patienten angenommen wird, bekomme ich allein durch diese Testung Gewissheit. Ich lege ihm Amalgampulver, verschlossen in einem Filter, in die Hand. Die Folge ist, dass alle zugehörige pathologischen Punkte am Ohr verstärkt erscheinen. Lege ich dagegen dem Patienten den Amalgamfilter auf die Stirn, verschwinden alle pathologischen Punkte am Ohr, für die das Amalgam verantwortlich war.

Die Medikamententestung mit dem Polfilter und dem RAC beruht darauf, dass ein gesunder Mensch (Arbeitshypothese nach Bahr) ein gerades Pollinienfeld aufweist, der kranke jedoch Abweichungen bis zum queren Verlauf (90 Grad) haben kann, besonders stark über dem befallenen Organ oder Körperteil. Dabei zeigt die Größe des abweichenden Polfilterwinkels an, wie stark die Wirkung des Toxins auf den Menschen ist.

Homöopathische und pflanzliche Mittel, Bachblüten und Nosoden können so getestet werden. Auch Lebensmittel, Zahnmaterial, Prothesen, Brillengestelle, Hörgeräte, Schmuck und anderes mehr können auf diese Weise einer Kontrolle auf Verträglichkeit unterzogen werden. Die Veränderung des Winkels der Polarisationsrichtung ist dabei maßgeblich.

Stoffwechselstörungen

Stoffwechselstörung schädigt das Immunsystem

Durch Dauermedikation mit schlecht verträglichen Medikamenten und fortlaufende Schädigung des Immunsystems sind nicht selten Ohrgeräusche die Folge.Viele Menschen leiden an Rheuma, Gicht, Arteriosklerose, Diabetes oder anderen Stoffwechselkrankheiten, und das nicht nur im Alter.

Falsche Ernährung, schlechte Lebensgewohnheiten, Umweltgifte und Stress im Beruf sind häufig daran schuld. Aber nicht selten sind es allein die Medikamente, die zwar notwendig, aber mit Nebenwirkungen belastet sind, so dass der kranke Mensch die Störungen in seinem Stoffwechsel nicht mehr allein ausregulieren kann. Auch hierdurch kann es zum Tinnitus kommen.

Narben

Bei meiner Suche nach den Tinnitus-Ursachen fand ich auch in vielen Fällen Narben. In der **Neuraltherapie** nach Hunecke weiß man seit langem, dass Narben den Energiefluss blockieren können und häufig auch Beschwerden verursachen, insbesondere dann, wenn sie einen Meridian kreuzen. Diese Narbenstörfelder werden „entstört“ , indem man sie mit Novocain oder Xylocain umspritzt oder quaddelt. Das ist meist schmerzhaft, zeigt aber dafür häufig überraschende Ergebnisse, sogar manchmal das „Sekundenphänomen“, d.h. die Beschwerden verschwinden in Sekunden! Das kann sogar der Fall sein, wenn die Narben schon recht alt sind und einen direkten Zusammenhang mit den Beschwerden nicht erkennen lassen.

Narben mit Rorlichtlaser entstören

In der **Akupunktur** ist die frequentielle Rotlichtlaser-Behandlung die Wahl der Therapie bei Narbenstörfeldern. Mit Hilfe des RAC und des 3-Volt-Hämmerchens kann der erfahrene Arzt die Störstelle in der Narbe sicher feststellen (meist nur 1 oder 2 Punkte). Sie werden dann angezeichnet. Die Störfeldfrequenz ist im Lasergriffel fest eingebracht und kann auf Knopfdruck abgerufen werden. An der Pulstaststelle kontrolliert man die Behandlungszeit. Der Therapieerfolg kann noch verstärkt werden, indem man den störenden Punkt der Narben auch noch am Ohr aufsucht und auch hier behandelt, am besten mit einer Dauernadel aus Stahl, die für einige Tage auf dem gefundenen Ohrpunkt verbleibt.

Hörsturz

Viele meiner Patienten hatten in ihrer Vorgeschichte einen oder gar mehrere Hörstürze. Nicht immer war es ihnen möglich, durch sofortige Behandlung im Krankenhaus die nachfolgenden Ohrgeräusche zu vermeiden oder zum Schweigen zu bringen. Meist sind die Betroffenen furchtbar erschreckt, wenn sie plötzlich das Gehör eines oder beider Ohren verloren haben. Sie haben Angst, nie mehr hören zu können.

Hier spielen Allergien auch eine große Rolle, insbesondere solche, die sich in den Nasennebenhöhlen abspielen: Chronischer Schnupfen, Pollenallergien und Heuschnupfen. Nicht weniger häufig sind aber auch Schwermetallbelastungen im Mund-, Zahn- und Kieferbereich, die einen Hörsturz verursachen und Ohrgeräusche nach sich ziehen können.

Knalltrauma als Zweitschlag

Nach einem Knalltrauma kommt es häufig zu nachfolgenden Ohrgeräuschen, auch bei jungen Menschen, die nach einer gewissen Zeit dann wieder verschwinden können. Warum betrifft es da den einen, den anderen Menschen aber nicht, der dem gleichen lauten Geräusch zur gleichen Zeit und mit der gleichen Intensität ausgesetzt ist? Wahrscheinlich liegt es am Immunsystem des Betroffenen, das so vorgeschädigt ist, dass der Knall als Zweitschlag aufgefasst werden muss, der „das Fass zum Überlaufen" gebracht hat und ein Regulieren aus eigener Kraft unmöglich macht.

Hormonstörungen

Auch Hormone können Tinnitus verursachen.

Tinnitus durch Hormone

Wen wundert es da noch, dass immer mehr junge Mädchen und Frauen zu den Geschädigten zählen! Aber auch Frauen in den sogenannten Wechseljahren, denen man jahrelang Hormonpräparate verabreichte, um z.B. Osteoporose vorzubeugen oder Hitzewallungen und Schweißausbrüche zu unterdrücken, können dadurch Ohrgeräusche oder einen hohen Blutdruck mit erhöhter Pulsfrequenz bekommen. Man versucht dann, durch die Gabe eines Betablockers eine Korrektur zu erreichen ohne jedoch zu bedenken, dass dieser wiederum erneut einen Tinnitus auslösen kann!

Inzwischen habe ich gerade in der Gynäkologie häufiger einen Zusammenhang des Tinnitus mit Krankheiten gefunden bei Patientinnen, die über längere Zeit mit Hormonen behandelt wurden, so zum Beispiel mit Myomen (gutartige Geschwulst des Muskelgewebes), Fibromen (gutartige Geschwulst aus Bindegewebe), Endometriosen (Vorkommen verschleppten Gebärmutterschleimhautgewebes außerhalb der Gebärmutter), Zysten (mit Flüssigkeit gefüllter Hohlraum im Gewebe) in den Mammae (Brustdrüsen) und in den Ovarien (Eierstöcke) u. a. mehr. Jahrelange Hormongaben waren in meiner Zusammenstellung noch häufigere Tinnitus-Verursacher als Durchblutungsstörungen.

Durchblutungsstörungen

Durchblutungsstörungen selten Tinnitusursache

Nur bei etwa 3% meiner mehr als 700 Tinnitus-Patienten, die bereits alle möglichen konventionellen Behandlungsversuche hinter sich hatten, konnten Durchblutungsstörungen als Mitursache bestätigt werden.

Dabei handelte es sich vorwiegend um ältere Patienten mit Bluthochdruck und Arterienverkalkung. In dieser Gruppe war es schwieriger, Erfolge zu erzielen, da durchblutungsfördernde Mittel meist schon sehr lange, oft viele Jahre lang ohne Besserung eingenommen worden waren. Man sollte hier mehr Kritik walten lassen und die Beipackzettel gründlicher studieren. Unverträgliche, ototoxische (das Ohr schädigende) Medikamente müssen abgesetzt und gegebenenfalls gegen homöopathische, getestete Mittel ausgetauscht werden.

Bei einigen Patienten sind Medikamente gegen den Diabetes als Allergene gefunden worden. In manchen Beipackzetteln wurden sogar Ohrgeräusche als Nebenwirkung der Medikamente angegeben, und trotzdem waren sie langfristig zur Einnahme verordnet worden, ob gleich der Tinnitus bereits aktenkundig war.

Ebenso ist es mit blutdrucksenkenden Mitteln und Betablockern. Auch sie werden oft nicht gut vertragen und können Ohrgeräusche auslösen, weil sie Veränderungen in den Blutgefäßen zur Folge haben können.

Betablocker verursachen bei den meisten Menschen Schlafstörungen, die aber zum Glück nach Absetzen derselben meist wieder verschwinden.

Der Tinnitus verlangt kategorisch nach einer peinlich genauen Suche der Ursachen

Der Tinnitus verlangt kategorisch nach einer peinlich genauen Suche der Ursachen, die ja, wie man weiß, sehr vielseitig sein können. Mit einer Unterdrückung der Symptome ist da niemandem geholfen.

Die Ganzheitliche Behandlung

Seit mehr als dreizehn Jahren behandele ich Patienten wegen ihrer Ohrgeräusche, die durch konventionelle Methoden keine Hilfe mehr finden konnten. Inzwischen sind es mehr als 700 Fälle geworden. *(Stand 1997.Mdl. Angabe 2010: „Bei 2000 Fällen habe ich vor ein paar Jahren aufgehört zu zählen“ Anm. d. Hrsg.)* Man hat den Eindruck, diese Krankheit breitet sich aus wie eine Seuche, denn es werden immer mehr Menschen, die darunter leiden, junge und alte, aktive und schwächliche, mit plötzlichem oder mit schleichendem Beginn davon befallen. Bis zu einem Viertel der Patienten in Hals-Nasen-Ohren-Fachkliniken und in den Wartezimmern der HNO-Ärzte leiden an Tinnitus und erwarten Hilfe. Sie sind psychisch und physisch beeinträchtigt und leiden an den Folgeerkrankungen oder Begleiterkrankungen, wie z.B.:

- an Depressionen,
- an psychischen Beschwerden und Schlafstörungen,
- an Unruhe,
- an Hörminderung und
- an Konzentrationsstörungen

Es ist eine Krankheit, die bei den meisten Ärzten als unheilbar gilt, wenn nicht innerhalb der ersten drei Monate ein Erfolg mit Infusionen und durchblutungsfördernden Mitteln erzielt werden konnte.

Verschleierung typischer Krankheitssymptome durch Verabreichung bestimmter Arzneimittel

Als Ursache für Ohrgeräusche werden von Hals-Nasen-Ohrenärzten dieselben Risikofaktoren wie für Gefäßerkrankungen und periphere Durchblutungsstörungen angenommen: Bluthochdruck, Diabetes mellitus und Fettstoffwechselstörungen. Daher setzen 90% aller Therapeuten durchblutungssteigernde Mittel dagegen ein. Auch Hirnleistungsstörungen können als Frühsymptom Ohrgeräusche verursachen. Sie werden auch als Symptom einer Hörsturzsituation angesehen. 30 % aller befragten HNO-Ärzte gaben an, Psychopharmaka bei Tinnitus zu verordnen, und 27 % die Maskierung (Verschleierung typischer Krankheitssymptome durch Verabreichung bestimmter Arzneimittel).

Nicht selten besteht ein Zusammenhang zwischen der Entstehung der Ohrgeräusche und einem bestimmten Ereignis, z.B. mit einer **Zahnbehandlung**. Dabei spielen die Materialien, die neu als Ersatz- oder Füllstoffe benutzt werden, eine große Rolle. Ganz abgesehen vom **Amalgam**, von dem man seit 150 Jahren weiß, dass es vielfältige Nebenwirkungen hat und sogar Quecksilbervergiftungen verursachen kann, gibt es viele andere **dentale Werkstoffe**, deren Verträglichkeit bei den Patienten unterschiedlich ausfällt. Dazu gehören Kleber, Zemente, Goldlegierungen, Kunststoffe, Porzellan, Metallstifte und anderes mehr. Die Interaktionen der zahnärztlichen Werkstoffe im Mund können sich als elektrische Mundströme bemerkbar machen und Veränderungen des Geschmacks und neuralgische Beschwerden hervorrufen, die jeder Therapie trotzen.

Folgen von unverträglichem Dentalmaterial

Sogar Lähmungserscheinungen und Störungen der Sensibilität in Armen und Beinen können hierdurch verursacht werden.

Man sollte daher immer bedenken, dass im Zahn-, Kiefer- und Mundbereich bei ganzheitlicher Betrachtung die Ursache einer Krankheit oft leichter zu finden ist, als mit aufwendigen, kostspieligen Apparaten.

Natürlich spielt auch der Stress, die übermäßige Beanspruchung im Beruf oder auch im alltäglichen Leben, die Hektik, die viele Menschen als unerträglich empfinden, bei der Entstehung des Tinnitus eine wichtige Rolle. Aber ich glaube, dass in diesen Fällen immer auch ein geschwächtes Immunsystem die tiefere Ursache ist, so dass die Selbstregulierung der körperlichen Aufgaben nicht mehr funktioniert.

Die meisten Patienten kommen mit wenig Hoffnung auf Hilfe, weil sie bereits alles, was möglicherweise Hilfe bringen konnte, ohne Erfolg hinter sich gebracht haben. Man hat ihnen von „berufener Seite" gesagt, dass man gegen diese Krankheit nichts mehr machen kann, und dass sie nun versuchen müssten, damit zu leben. Wenn aber der Leidensdruck zu stark wird, ist dieser ein schlechter Rat!

In der konventionellen Medizin werden folgende Ursachen für Tinnitus angenommen (nach einer Befragung von HNO-Ärzten in Hamburg) :

- Durchblutungsstörungen,
- degenerative Altersprozesse ,
- allgemeiner Stress,
- Cervikal- oder Halswirbelsäulensyndrom,
- Lärmexposition.

Dagegen wurden selten oder nie Infektionen oder Intoxikationen, Tumoren oder Kiefer- und Zahnerkrankungen genannt.

Auch die so häufigen Allergien bzw. Unverträglichkeiten wurden nicht als mögliche Ursachen für Ohrgeräusche erwähnt, obgleich es doch sehr wahrscheinlich erscheint, dass chronische Entzündungen in den Nasen-Nebenhöhlen diese ebenfalls zur Folge haben können.

Bei der Untersuchung der Patienten ist die Vorgeschichte (Anamnese) des Einzelnen sehr wichtig.

Anamnese

Genaue Vorgeschichte aufnehmen

Man erfragt zunächst die Familienanamnese, eigene Vorkrankheiten, Operationen und Medikamente. Die Frage, welche Krankheit oder Behandlung, welche Stresssituation dem Tinnitus vorausgegangen ist, wie plötzlich oder wie schleichend und in welcher Stärke oder Tonlage das Geräusch begonnen hat, sollte genau ergründet werden. Der Tinnitus selbst sollte von dem Betroffenen so genau wie nur möglich beschrieben werden, um dadurch eventuell im Tinnitus-Repertorium das passende homöopathische Arzneimittel finden zu können.

Homöopathie ist hilfreich

In meinem Buch „Tinnitus - ganzheitlich behandelt mit Homöopathie und Akupunktur“, welches 1993 im Karl F. Haug Verlag erschienen ist, habe ich 930 Schlüsselsymptome ihren homöopathischen Mitteln gegenübergestellt und damit das erste in der Literatur bekannte Tinnitus-Repertorium geschaffen. Ebenfalls wurde die Tinnitus-Datenbank „Medika“ von mir erstellt, mit deren Hilfe man sehr schnell - im Gegensatz zur manuellen Repertorisation - mit Hilfe des Computers die homöopathische Repertorisierung bewerkstelligen kann.

Anm. d. Hrsg.: Das genannte Buch ist vergriffen und möglicherweise noch gebraucht zu erhalten. Die Datenbank ist lauffähig bis Windows XP und in einer Restauflage beim Techau-Verlag erhältlich.)

Diagnose

Bei einem Patienten mit Tinnitus hat die Suche nach Störfaktoren höchste Bedeutung. Sie sind diagnostische und therapeutische Hindernisse und müssen vor jeder Therapie beseitigt werden.

Was versteht man unter Störfaktoren?

Störfaktoren sind Hindernisse für die Diagnostik und die Therapie, weil sie funktionelle Blockaden auslösen und daher eine ungenaue Diagnostik und eine erfolglose Behandlung nach sich ziehen.

Verschiedene Störherde

Man unterscheidet:

- entzündliche Störherde,
- Narbenstörherde,
- toxische Störherde.

Die Amalgambelastung stellt hier einen Sonderfall dar.

Zu den *entzündlichen Störfeldern* zählen alle Entzündungen im Körper, zum Beispiel im Kieferbereich, in der Stirnhöhle, im Ohr, in den Mandeln, an Zahnwurzeln, toten Zähnen, die Parodontose, Kiefergelenkentzündung, chronische Eierstockentzündung, Blinddarmentzündung, Prostataentzündung, entzündliche Hämorrhoiden, chronisch entzündliche Gallenblase, chronische Bauchspeicheldrüsenentzündung und andere mehr.

Narbenstörfelder können sein: Drain-und Laparoskopienarben (Laparoskopie = Untersuchung der Bauchhöhle), der Nabel, Tonsillektomie-(Mandeloperation) und Strumektomienarben (Kropfoperation), nach Sterilisation, nach Sectio (bestimmte Operationstechnik bei einem dementsprechenden chirurgischen Eingriff), nach Dammschnitt usw.

Toxische Störfelder können sein: Amalgam und andere Schwermetalle, Umweltgifte jeder Art, zahnärztliche Edelmetall-Legierungen oder Kunststoffe, die in der Prothetik Verwendung finden, wenn sie bei allergener Exposition eine Kontaktallergie an der Mundschleim haut hervorrufen.

Auch **Brillengestelle** können aus einem Material bestehen , das vom Besitzer nicht vertragen wird. Manchmal sind es nur die Stege, die auf der Nase aufliegen, die geändert werden müssen, weil sie Hautveränderungen, Kopfschmerzen, Augenschmerzen, Verstopfung oder Dauersekretion der Nase oder eine chronische Nasennebenhöhlenentzündung verursachen. Zum Glück können diese leicht durch ein verträgliches Material ausgetauscht werden (z.B. Büffelhorn, Schildpatt, Perlmutt, Kunststoff).

Sogar **Hörgeräte**, die meist aus Kunststoff bestehen und manchmal auch noch quecksilberhaltige Batterien enthalten, können starke Störherde sein. Juckende Ekzeme und Entzündungen in den Gehörgängen treten vereinzelt bei den Trägem des kleinen „Im-Ohr- Gerätes“ auf, wenn eine Allergie gegen dieses Material besteht.

So ging es einem Australier, der uns in Bonn besuchte. Durch nässende, juckende Ekzeme in beiden Ohren konnte er seine Hörgeräte nicht benutzen und daher weder etwas verstehen, noch an einer Unterhaltung teilnehmen. Doch Mitarbeiter einer Hörgerätefirma besorgten verschiedene Materialien zum Testen und ummantelten danach in Kürze beide Hörhilfen mit einem verträglichen Kunststoff. Das Ekzem heilte schnell aus, und der Mann konnte seine Hörgeräte bald wieder nutzen. Seine Krankenkasse in Australien übernahm später sogar die Kosten, da ein ärztliches Attest über seine Allergie vorlag.

Störfaktoren im Kopfbereich

Bei **Störfaktoren im Kopfbereich,** ganz gleich ob im Mund, in den Ohren oder in den Augen, ist es immer ratsam, auf Allergien und Unverträglichkeiten untersuchen zu lassen. Hierfür gibt es fertige Testreihen, die auf die Haut aufgeklebt und nach einer gewissen Zeit abgelesen werden können. Bevor eine Brille erneuert, Zahnfüllungen, Kronen oder Prothesen entfernt oder Hörgeräte in eine Schublade verbannt werden, sollte durch eine **Epikutantestung** (Test zur Feststellung von Allergenen) eine möglichst genaue Diagnose erfolgen, damit sich der Austausch lohnt und Erfolg bringt.

Hinweis des Hrsg.: In späteren Jahren verwendete Dr Altrock zur

Allergietestung ausschließlich den RAC-Pulstest. Zitat: „Die anderen Tests sind mir alle zu ungenau." Da sie mit der von ihr entwickelten Neutralisation Allergien und Unverträglichkeiten gezielt ausschalten konnte, hatte sie zu oft erlebt, dass die Ergebnisse des Epikutantests die Allergie auslösenden Substanzen nicht zutreffend oder unvollständig erfassen.
Die Behandlungserfolge gaben ihr Recht.
Der Hörgeräteakustiker weiß dann gleich, welches Material der Patient benötigt. Der Optiker kann dem Kunden eine Brillenfassung empfehlen, die er dann auch tragen kann. Der Zahnarzt weiß, welche Substanzen er nach Entfernung des Amalgams zur Narkose, zur Unterfütterung oder zur Zahnsanierung benutzen kann und seinen Kostenvoranschlag daraufhin für die Krankenkasse aufstellen. Auch Goldlegierungen sollten bei Patienten mit allergischer Gefährdung immer vorher getestet werden, ebenso die Kleber und Zemente.

Da an den Ohren nur Punkte erscheinen, die behandlungsbedürftig sind und die mit dem 3-Volt-Hämmerchen und dem RAC nachweisbar sind, kann man die Ohren als Diagnosezentren benutzen.

Störfelder oder Störfaktoren werden mit Hilfe der **Störfeldhinweispunkte** gefunden, von denen es folgende gibt (erscheinen geordnet nach einer bestimmten Hierarchie):

Suche nach Störfaktoren

Suche nach Störfaktoren durch Epikutantest und über Störfeld-Hinweispunkte

Typ I = Histaminstörfeld (stärkstes Störfeld),

Typ II = Endoxanstörfeld,

Typ III = Prostaglandinstörfeld,

Typ IV = Vitamin-C-Störfeld,

Typ V = Ginsengstörfeld (schwächstes Störfeld).

Hinweispunkte auf bestimmte Störfeldtypen

Diese Hinweispunkte auf die entsprechenden Störfeldtypen werden mit Hilfe der Ampullen (Histamin, Endoxan, Prostaglandin, Vitamin C und Ginseng) und dem Nogier-Reflex (RAC) gefunden, wenn dieser durch Berührung der Störfeldpunkte ausgelöst wird. Sie zeigen dann auch die Stärke der Störung an. Außer diesen gibt es noch drei weitere psychische Störfelder, die auch ihre Hinweispunkte an den Ohren haben .

Anschließend wird die Diagnostik mit Hilfe der Ampullen durchge führt, die einen positiven Nogier-Reflex an den dazugehörigen Hinweispunkten ausgelöst haben, indem man damit beide Ohren genau absucht und so die eigentlichen tiefen Punkte findet, die ursächlich für die Störung verantwortlich sind. Nach jeder exakt ausgeführten Akupunkturbehandlung kann der Therapeut dann feststellen, ob eine Besserung eingetreten ist, indem der tiefe pathologische Punkt nun mit einem schwächeren Typ der Störfeldhinweispunkte in Verbindung steht.

Man kann die gefundenen Störfeldpunkte aber auch mit homöopathischen Mitteln behandeln oder die Therapie mit der Akupunktur kombinieren, und zwar unter Anwendung des sogenannten „Auslöschphänomens“. Gibt man nämlich das richtige Medikament in die Hand des Patienten, so wird der pathologische Punkt am Ohr dadurch „ausgelöscht“ und zeigt somit an, dass eine Behandlung mit diesem Mittel auch erfolgreich ist. Man kann also durchaus zweigleisig behandeln, mit Homöopathie und Akupunktur, denn auch jede richtig gewählte und gestochene Nadel bringt das vordem abweichende Polfilter wieder zur Norm zurück.

Das Erstaunliche ist, dass keine besondere Apparatur dazu erforderlich ist. Es genügt der sensible Daumen des Therapeuten, den Erfolg der Therapie direkt zu kontrollieren. Allerdings gehört auch einige Übung dazu, den Pulsreflex an der Arteria radialis (rückläufige Speichenschlagader) zu beurteilen..

Testmethoden

Mit Erfolg verwendete Testmethoden

Zu den inzwischen am Patienten mit Erfolg verwendeten Testmethoden gehören die Elektroakupunktur nach Voll, die Kinesiologie, die Bioresonanztherapie und die Aurikulodiagnostik mit Hilfe des RAC nach Nogier.

Wer eine dieser Testmethoden sicher beherrscht , hat den großen Vorteil, Störfaktoren zu erkennen und zu beseitigen, eine bessere Diagnostik möglich zu machen und durch getestete Medikamente oder Materialien eine gezielt erfolgreiche, ökonomische Therapie durchzuführen.

Leider stehen solche Testmethoden nicht auf dem Lehrplan einer klassischen, konventionellen medizinischen Ausbildung. Man muss sie mit großem Aufwand an Zeit und Energie zusätzlich in Kursen erlernen.

Therapiehinweise durch Testmethoden

Allerdings ist es dann auch möglich, abzuwägen, ob z.B. durchblutungsfördernde Mittel oder eine Hormontherapie, ob die Behandlung einer Allergie oder die Entfernung eines devitalen Zahns zur Besserung bzw. zur Heilung des Tinnitus führen kann.

Therapeutische Aspekte

Konventionelle Therapie

Nach den in der konventionellen Medizin angenommenen Tinnitus Ursachen ist es verständlich, dass Ärzte am häufigsten durchblutungsfördernde Mittel verschreiben .

- 35 % der Ärzte verordnen eine Behandlung der Wirbelsäule ,
- 33 % halten eine Infusionstherapie für erfolgversprechend,
- 22 % eine Neuraltherapie für wirksam .

Ergebnisse unbefriedigend

Die Patienten werden daher zu Orthopäden oder zu Chiropraktikern, zu Internisten oder zu Neurologen überwiesen. Nur 20% ziehen die Behandlung durch einen Psychotherapeuten in Betracht.

Erstaunlicherweise sind weder die Laser-Behandlung, noch die Sauerstofftherapie, die Akupunktur, die Biofeedback- und Maskertherapie oder auch die Homöopathie genannt worden. Desgleichen wurden auch keine Beruhigungs-oder Schlafmittel erwähnt.

Die Ergebnisse dieser vielfältigen Behandlungsmöglichkeiten wur den in der Studie der befragten HNO-Ärzten sehr pessimistisch ein geschätzt:

- Symptomverbesserung bis zu 30 %,
- Heilung jedoch nur bis zu 10%.

Ganz anders waren meine Erfahrungen bei der ganzheitlichen Ursachenforschung (siehe Abb. 5, 6 und 7).

Erfreuliche Ergebnisse, obgleich von Schulmedizin nicht mehr therapierbar

In den meisten Fällen findet man bei den Untersuchungen bereits einen oder auch oft mehrere Störfaktoren, die zuerst ausgeräumt werden müssen, bevor die eigentliche Diagnostik stattfinden kann. Dann wird der Tinnitus-Betroffene mit Hilfe der Aurikulomedizin und der Homöopathie ganzheitlich behandelt. Dabei nimmt die Anamnese einen großen Raum ein. Auch das für den Patienten passende homöopathische Mittel sollte möglichst gefunden werden.

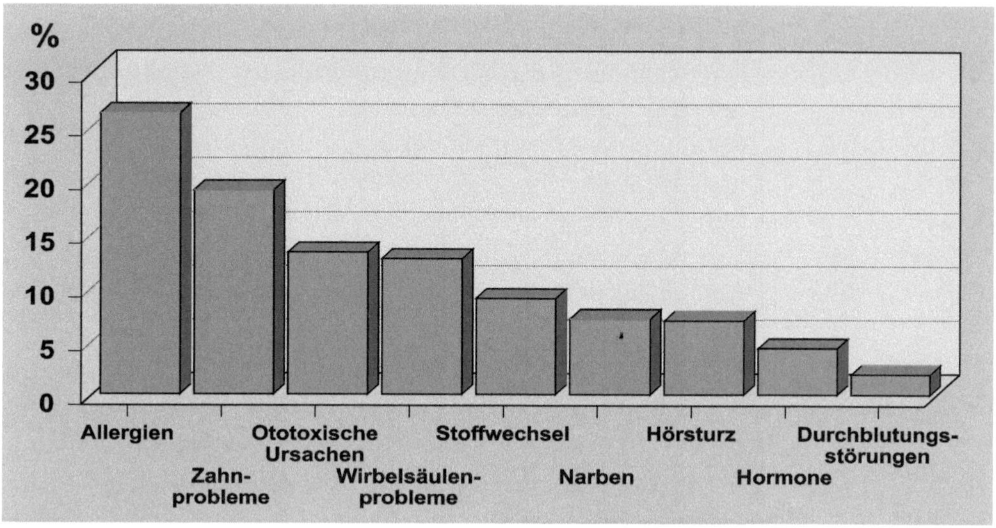

Abb. 5 : Mögliche Ursachen von Tinnitus (Quelle: Altrock, 08/96 - Gesamtzahl der Patienten: 368).

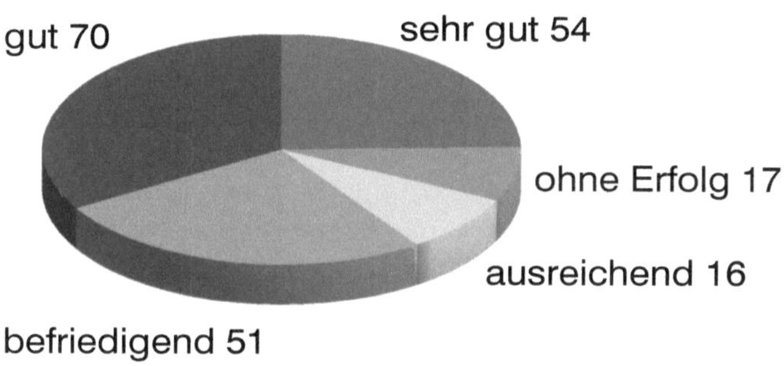

Abb. 6: Ersterfolge bei Tinnitus Quelle: Altrock, 1993 - 208 Tinnitusfälle.

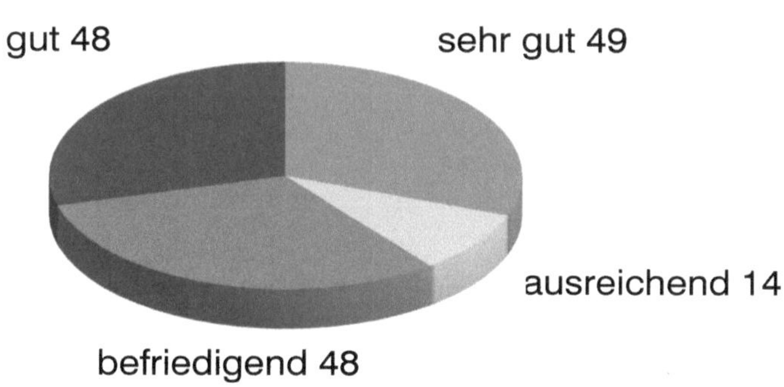

Abb. 7: Späterfolge bei Tinnitus Quelle: Altrock, 1993 159 Tinnitusfälle

Auf Nachfrage gab sie 2010 an, später habe sich die Erfolgsrate „eher verbessert". (Keine Auswertung)

Ganzheitliche Therapieverfahren

Die Behandlung der bei Tinnitus-Patienten als Verursacher an erster Stelle stehenden Allergien wird seit fünf Jahren bei mir mit der Bioresonanzmethode durchgeführt. Vordem habe ich viele Jahre lang zur Allergiebehandlung die Ohrakupunktur oder den Rotlichtlaser über die genetischen Achsen frequentiell benutzt.

Aurikulomedizin mit Bioresonanz

Vier verschiedene Methoden konnten von mir in Verbindung der Aurikulomedizin mit der Bioresonanztherapie entwickelt wer den.

Vier Allergielöschmethoden ohne Karenz

- Die Allergielöschung über Ohrmeridianpunkte.
- Die Neutralisierung von Allergien über genetische Achsen.
- Die Eliminierung von Allergien über zonendominante Punkte.
- Das Löschen von Allergien mit Bioresonanz (Resonator).

Eigene Entdeckung

Resonator

Der Techau-Resonator ist unter allen anderen Geräten, mit denen man eine Bioresonanztherapie betreiben kann, die effektivste und preiswerteste Möglichkeit und am leichtesten zu handhaben .

Alle vier Methoden können sowohl mit den großen Bioresonanzgeräten, die mit eingestellten Schwingungsfrequenzen arbeiten, als auch mit dem Resonator, der das ganze Frequenzspektrum zur Verfügung hat, über oben angegebene Ohrpunkte ohne Karenz Allergien eliminieren. Außerdem ist die Zahl der Allergene, die in einer Sitzung „gelöscht“ werden sollen, nicht von Bedeutung (siehe Abb. 8a und 8b).

Allergietestung und Erfolgskontrolle

Allergietestung und Erfolgskontrolle

DieAllergieneutralisierung mit Bioresonanzmethoden wird mit Hilfe des RAC durchgeführt.RAC oder Reflex-Auriculo-Cardiaque bedeutet, dass durch Einwirkung an der Ohrmuschel eine reflektorische Beeinflussung der Herztätigkeit stattfindet. So jedenfalls erklärte der französische Arzt Paul Nogier aus Lyon dieses von ihm entdeckte Phänomen, dass nämlich bei Berührung bestimmter Ohrpunkte eine Veränderung der peripheren Pulswelle festzustellen ist.

In der Deutschen Akademie für Akupunktur wird die „kontrollierte Akupunktur“ gelehrt, die mit der Existenz des RAC steht und fällt.

Testung der Allergene, verschiedene Methoden

Die Testung der Allergene wird am Histaminpunkt des Patienten geprüft (bei einem Rechtshänder ist es der oberste Punkt an der linken Ohrspitze). Berührt man diesen Ohrpunkt mit einem Allergen, so wird beim Patienten am Radialispuls ein RAC ausgelöst. So kann man in wenigen Minuten die wichtigsten Allergien feststellen.

Eine zweite Methode ist die mit dem Polarisationsfilter, mit dem man durch Drehung über der Haut ebenfalls einen RAC auslösen kann, wenn die Ampulle, das Medikament, das Lebensmittel, der Werkstoff, bei Inspiration in die Hand des Patienten gegeben, unverträglich, giftig oder für ihn ein Allergen ist. Je größer die Winkelabweichung des Polfilters ist, wenn der RAC gespürt wird, umso stärker ist die Unverträglichkeit. Bei einer Allergie kann die Abweichung des Polfilterwinkels bis zu 90 Grad sein. Es ist sogar möglich, die Gegenprobe zu machen, indem man dem Patienten das fragliche Allergen auf die Stirn legt. Das bedeutet Wegnahme und hat zur Folge, dass bei der Polfiltermessung über der Stirn nun keine Abweichung mehr bestehen darf.

Die große Mehrzahl aller Patienten mit Tinnitus weist eine Quecksilberbelastung auf. Auch andere Schwermetalle sind oft die Ursache.

Neutralisieren der Allergien

Wenn keine Störfaktoren vorliegen, kann man mit den zuvor angegebenen vier Methoden über Ohrpunkte und mit einem Bioresonanzgerät Allergien neutralisieren.

Liegt allerdings eine Quecksilberallergie bei noch vorhandenen Amalgamfüllungen im Mund vor, so müssen diese zuerst entfernt werden, weil es starke Störfelder sind und so jeder Therapieerfolg verhindert würde. Siehe Abbildungen auf der folgenden Seite.

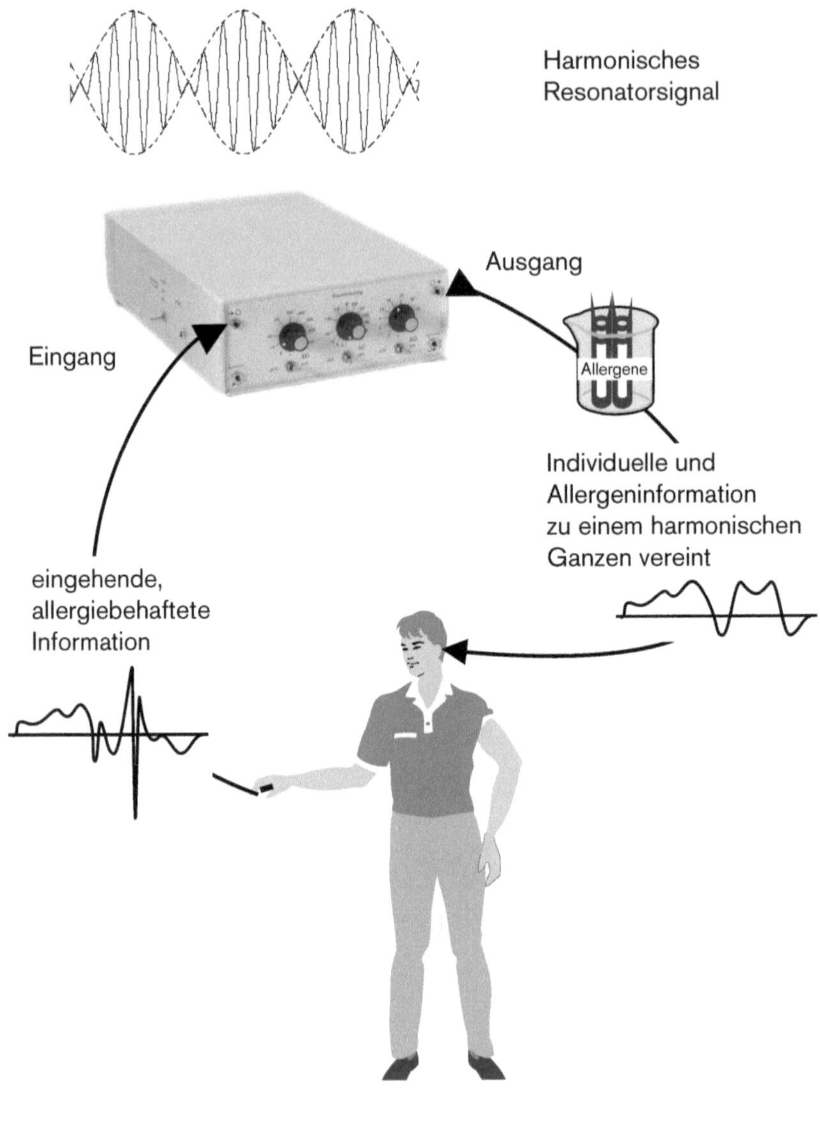
Harmonisches
Resonatorsignal
Ausgang
Eingang
Allergene
Individuelle und
Allergeninformation
zu einem harmonischen
Ganzen vereint
eingehende,
allergiebehaftete
Information

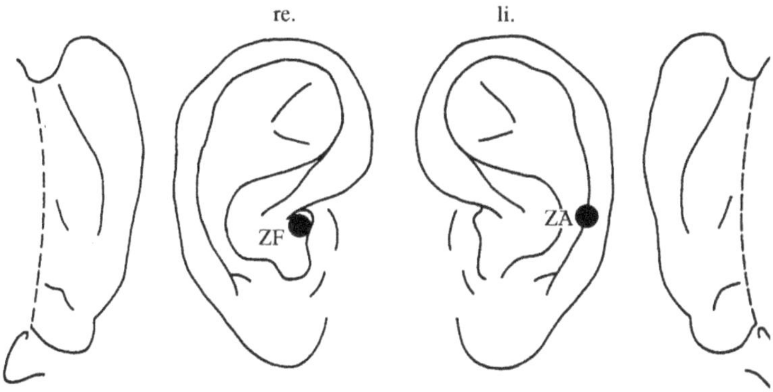

Abb. 8a (links) und 8b : Allergien löschen über zonendominante Punkte.
Je Punkt etwa 1 Minute
Bei Linkshändern liegen die Punkte umgekehrt!

Die Zähne

So kommt es, dass bei der Erstuntersuchung des Tinnitus-Betroffenen auch seine Zähne genau kontrolliert und getestet werden.

Zähne genau kontrollieren

Anmerkung des Hrsg.: Später hat Dr. Altrock Störherde im Dentalbereich an die erste Stelle der von ihr gefundenen Tinnitusursachen gesetzt

Wenn Amalgam im Mund ist, muss unbedingt ein Epikutantest auf die Bestandteile Quecksilber, Silber, Kupfer, Zinn und Zink erfolgen, denn alle diese Metalle können für diesen Menschen Allergene oder sogar toxische Bestandteile sein (eine „toxische Zeitbombe"). Man weiß ja schon lange, dass Tinnitus auch die Folge einer chronischen Quecksilberbelastung, einer Allergie oder gar Vergiftung sein kann. Der Epikutantest ist positiv, wenn sich die Hautstelle unter dem Spezialtestpflaster rötet, entzündet oder sogar anschwillt und dies innerhalb von 3-4 Tagen .

Dieser Epikutantest, den die Krankenkassen nur ausschließlich akzeptieren, zeigt leider oft negative Ergebnisse durch unkorrekte Durchführung. Entweder fallen die Pflästerchen mit den Testsubstanzen zu früh ab, oder die Aufliegezeit ist nicht lange genug gewesen. Für die Patienten und auch für den Zahnarzt ist die genaue Durchführung der Epikutantestung auf Zahnmaterial, Metalle und Zahnprothesenstoffe sehr wichtig. Das Ergebnis wird in einen Allergiepass eingetragen und der Zahnarzt hat dann die Möglichkeit, das als unverträglich getestete Zahnmaterial zu entfernen und durch verträgliche dentale Werkstoffe zu ersetzen.

RAC - Einfacher und schneller, aber auch sicherer

Einfacher und schneller, aber auch sicherer ist die Allergentestung mit Hilfe des Polarisationsfilters und des Nogier-Reflexes.

Hat zum Beispiel ein Patient das Ohrgeräusch nur auf dem linken Ohr, und hat er im linken Ober- oder Unterkiefer Amalgam, so müsste der Polfilterwinkel auf der linken Kopfseite (auch Körperseite) stärker als auf der rechten abweichen. Bei Auflage von Amalgam auf die Stirn, das bedeutet Wegnahme, dürfte keine Abweichung mehr feststellbar sein, wenn das Amalgam ursächlich für den Tinnitus verantwortlich wäre.

Bei Entfernung der Amalgamfüllungen aus dem Mund und homöopathischer Quecksilberausleitung bestünde berechtigte Hoffnung auf baldiges Verschwinden der Ohrgeräusche.

Typische Dentalstörfelder

Das ist aber nicht nur beim Vorliegen von Amalgam der Fall. Auch devitale Zähne, wurzelbehandelte Zähne, Wurzelreste, Zahnfisteln und Granulome, ein krankes Kiefergelenk, ein Weisheitszahn oder auch Amalgam unter einer Goldkrone oder Brücke, oder Silber-Palladium, Kupfer oder Chrom-Nickel-Stahl, verarbeitet in Kronen, Brücken oder Prothesen, können Ohrgeräusche auslösen, verursachen und laufend verschlimmern. Das gleiche gilt auch für Kunststoffe und andere zahnärztliche Werkstoffe. Wichtig ist nur, dass man diese Störfaktoren findet und beseitigt, denn nur dann besteht Aussicht auf Erfolg, sogar auch dann, wenn der Tinnitus bereits jahrelang bestanden hat.

Die Zähne und ihre energetischen Wechselbeziehungen

Es gibt bestimmte Zähne in unserem Gebiss, die energetische Wechselbeziehungen zu den Ohren wie auch zu anderen Organen haben. Darüber gibt es eine Reihe von Zeichnungen. Insbesondere sind es die vier Weisheitszähne, die auf die Ohren und auf die Innenohren ausstrahlen.

Die Entfernung eines kranken, devitalen oder mit Amalgam gefüllten Weisheitszahns kann zum Beispiel aus den oben genannten Gründen einen Tinnitus zum Verschwinden bringen (siehe Abb. 3 und 4).

Wenn ein Mensch viele Amalgamfüllungen jahrelang im Mund hat, kommt es eines Tages dazu, dass die Quecksilberbelastung für ihn zu stark wird. Als Folge stellen sich bei ihm Vergiftungserscheinungen ein.

Quecksilbervergiftung hat viele Gesichter

Die Quecksilbervergiftung hat sehr viele Gesichter, und es gibt kaum ein Organ, das verschont bleibt, wenn sie einmal vorhanden ist. Die Ablagerungen dieses Schwermetalls findet man besonders in den Nieren, in der Leber, in der Schilddrüse, in den Knochen und Zähnen und sogar im Gehirn!

Kopfgeräusche durch Prothesen unverträglichkeit

Wenn es sich um ein Kopfgeräusch handelt, liegt die Ursache häufig an einer Oberkieferprothese, die vom Material her nicht vertra gen wird, z. B. weil sie mit Cadmiumhaltigem rosarotem Kunststoff verarbeitet ist, oder weil sie Druckstellen am Gaumen oder Kiefer verursacht. Erneuerung der Prothese mit getestetem, verträglichem Werkstoff bringt in den meisten Fällen eine Besserung oder gar ein Verschwinden der Ohrgeräusche.

Auch Palladiumhaltige Goldlegierungen sind nicht zu empfehlen, weil sie bei Unverträglichkeit dieses Materials Allergien verursachen. Allergien auf Palladium und Nickel sind häufig vergesellschaftet. Sie werden inzwischen seit etwa zwei Jahren sogar von der Bundeszahnärztekammer nicht mehr als Sparlegierungen empfohlen, sondern wegen ihrer vielen allergenen Wirkungen abgelehnt.

Es gibt Testkästen mit zahnärztlichen Materialien, z.B. von Thomsen, die alle dentalen Werkstoffe, in Ampullen abgefüllt, zu Test zwecken enthalten. Biokompatibilitätsprüfungen sind sehr wichtig bei Menschen, die bereits an Allergien leiden.

Die Biokompatibilitätsprüfung

Die Zahnärzte sollten jedem Patienten einen Pass aushändigen, in dem alle Werkstoffe eingetragen sind, die von ihm inkorporiert wurden, und es sollten möglichst immer die gleichen Materialien verwendet werden.

Metallallergien feststellen

Mit der Polfilter-/RAC-Methode kann man leicht eine Metallallergie feststellen:

Wenn zum Beispiel der anfänglich gemessene Polfilterwinkel bei Auflage von Schmuckstücken auf die Stirn (=simulierte Wegnahme), wie Ringe, Armbänder, Gold- oder Silberketten, auf 0° zurückgeht, also eine Besserung bis zur Norm angezeigt wird, gehe ich recht in der Annahme, dass dieser Schmuck nicht vertragen wird oder ein Bestandteil davon ein Allergen für diesen Patienten darstellt. Auf die Hand gelegt (=simulierte Zugabe), müsste der Polfilter eine deutlich stärkere Abweichung anzeigen, sobald der RAC am Handgelenk spürbar wird.

Auf diese Weise könnten alle Werkstoffe, Zahnmaterialien, Medikamente, Anästhetika, Kontrastmittel usw. getestet werden, und es würden keine Narkosezwischenfälle mehr auftreten.

Lebensmittelallergien kommen häufig davon, dass für den betreffenden Menschen unverträgliche Zahnmaterialien die Lebensmittel und Nahrungsstoffe im Mund so verändern, dass er mit der Zeit allergisch darauf reagiert und sie nicht mehr verträgt. Kontaktallergien der Mundschleimhaut sind oft die Folge, sowie Zungenbrennen und Aphthen.

Allergien im Kopfbereich, zum Beispiel in der Nase, den Nasennebenhöhlen, in der Stirnhöhle oder im Zahnbereich, in der Mund höhle oder in den Gehörgängen sind die häufigsten Verursacher von Ohrgeräuschen. Sie zu finden ist meist gar nicht so schwer, die Beseitigung jedoch bringt oft Probleme.

Zum Glück gibt es in den letzten Jahren bereits immer mehr Ärzte, die den Menschen als ein ganzes Individuum sehen und auch noch von den energetischen Zusammenhängen wissen.

Hat ein Hautarzt beim Allergietest auf Zahn- und Prothesenmaterial verschiedene Stoffe als Allergene herausgefunden, so muss zunächst durch eine andere Testung, z. B. mit dem RAC und die Auflage der Allergene auf die Stirn des Patienten geprüft werden, ob sich durch die hierdurch simulierte Entfernung eine Normalisierung des vordem abweichenden Polfilterwinkels erreichen lässt. Dann besteht Aussicht auf Besserung oder gar Heilung des Tinnitus allein durch die Beseitigung und Ausleitung der unverträglichen Materialien im Zahn- und Kieferbereich.

Entfernung der Allergene simulieren

Wenn verschiedene Metalle im Mund sind und durch Speichel elektrische Ströme unterhalten, spricht man von der **Mundbatterie**, die man durch Messung nachweisen kann.

Dagegen sind devitale, wurzelbehandelte Zähne immer starke Störherde, die nicht durch Zahnschmerzen auffallen, sondern Entzündungen und Eitersäckchen an den Wurzeln bilden und ihre Giftstoffe an andere Organe weiterleiten.

Wichtig ist dabei für den Arzt und Zahnarzt, die energetischen Wechselbeziehungen zwischen Zahn-Kiefergebiet und dem übrigen Organismus zu kennen (siehe Abb. 3 und 4).

Neurodermitis kann Folge von einer durch die Plazenta hindurch erworbene Quecksilbervergiftung sein!

Schwangere Frauen können diaplazentar bereits ihrem Baby eine Amalgamallergie oder sogar eine Quecksilbervergiftung übertra gen, und stillende Mütter übertragen zehnmal mehr Quecksilber auf das Kind mit ihrer Milch, als man in ihrem Blut nachweisen kann (Daunderer). Diese Kinder haben dann meist hartnäckige Hautprobleme (Neurodermitis), auch wenn sie selbst noch keine Zähne oder Zahnfüllungen haben. Sie können durch eine homöopathische Quecksilberausleitung häufig geheilt werden.

Heilung von Neurodermitis oft- durch Quecksilberausleitung möglich!

Zahnprothesen sind gelegentlich auch Störfaktoren im Mund, wobei die Verarbeitung der Werkstoffe selbst (Lötstellen), wie auch Allergien auf das Material Verursacher sein können.

Manchmal stimmt der Biss nicht, oder der Patient knirscht mit den Zähnen. Dadurch entstehen Kiefergelenksbeschwerden und knackende Geräusche in den Ohren. Hier hilft eine kieferorthopädische Behandlung mit einer Schiene oder einem Bionator, jedoch nicht in allen Fällen .

CMD

In einer Studie der Universität von Göteborg wurden mögliche Zusammenhänge zwischen Tinnitus und **craniomandibulärer Dysfunktion** (Funktionsstörung der Muskulatur zwischen Schädel und Oberkiefer) festgestellt. Alle Patienten, bei denen Muskelhyperaktivitäten neben ihrem Tinnitus erkannt und behandelt wurden, erfuhren mehrheitlich eine Verbesserung ihrer craniomandibulären Symptome und etwa 50% sogar eine Reduktion des Tinnitus.

Es wurde in einer weiteren Studie von Rubinstein und Mitarbeitern (1990) herausgefunden, dass ein hoher Prozentsatz (84 %) der untersuchten Tinnitus-Patienten craniomandibuläre Symptome aufwiesen, wie z.B. Kopfschmerzen, Bewegungseinschränkung, Muskelschmerzen, Knacken, Okklusion (Kieferkrampf) usw. Auch Amalgam und Gold können diese Symptome hervorrufen, besonders wenn sie sich gleichzeitig im Mund befinden.

Bei manchen Patienten wird der Tinnitus bei Bewegung des Unterkiefers oder durch Druck auf das Kiefergelenk lauter.

In den letzten dreizehn Jahren habe ich immer wieder versucht, die Ursachen des Tinnitus herauszufinden und die Symptome den homöopathischen Mitteln gegenüberzustellen.

Von den inzwischen mehr als 700 Tinnitus-Patienten *(Anm,: Stand 1997)*möchte ich hier einige interessante Fälle anführen und damit unterstreichen, wie vielschichtig die Symptome, die Ursachen und die Auslöser sein können.

Ebenso kann man aus den folgenden Krankengeschichten erfahren, mit welchen ganzheitlichen Methoden der Arzt Tinnitus-Patienten behandeln kann, bei denen die Wirbelsäule, unverträgliche Medikamente, der entgleiste Stoffwechsel, Narben, die Folgen von Hörsturz, hormonelle Störungen oder Durchblutungsstörungen als Ursache gefunden worden sind.

Zahnsanierung häufig problematisch

Dabei ist es nicht immer leicht, zu entscheiden, was zuerst therapiert werden muss, um einen wirklichen Erfolg zu erzielen. Störfaktoren im Zahnbereich sind da häufig ein großes Problem, denn vor der Entfernung des unverträglichen Amalgams muss ein

Zahnzement getestet werden, der für diesen Patienten verträglich sein wird und bis zum Ende der homöopathischen Amalgamausleitung im Mund verbleiben kann. Palladiumhaltige Goldkronen müssen ebenfalls entfernt und durch getestete Zahnlegierungen ersetzt werden. Dies ist auch immer ein finanzielles Problem für den Patienten, da die Krankenkasse und der Zahnarzt von der Notwendigkeit überzeugt werden müssen.

Ob jemand schlecht oder gut hört
sieht man nicht an den Ohren!

Fallberichte

1. Fall: 70jähriger Patient

Diagnose und Anamnese

Er kam zur Behandlung wegen Allergien, Tinnitus mit Schwerhörigkeit nach Hörsturz, Schwellungen im Mund- und Rachenbereich durch Kontaktallergien im Sinne eines Quincke-Ödems (Gesichtsschwellung). Im Krieg hatte er das Wolhynische Fieber („Fünftagefieber") und eine Gelbsucht, und 1960 erstmalig einen Tinnitus mit Pfeifen und Rauschen links und leisem Pfeifen rechts. Diese Ohrgeräusche verschwanden nach vier Wiedemann-Kuren, vier Kneipp Kuren, achtmal Ohrakupunktur, dreißigmal Körperakupunktur und einer Zahnsanierung. Außerdem musste er im Oktober 1983 wegen einer Salmonelleninfektion behandelt werden. Medikamente vertrug er schlecht.

1984 bekam er einen Schlaganfall mit linksseitiger Lähmung. Seit dem hatte er oft Kopfschmerzen und Wirbelsäulenbeschwerden.

1993 bekam er erneut sehr heftige Ohrgeräusche, links lauter als rechts, die sich laufend veränderten. Links war es ein helles Rau schen und ein hoher Pfeifton, das Ohr war wie verstopft. Gleichzeitig hatte er eine Hypertonie (Bluthochdruck) entwickelt, die mit Blutdrucksenkern und Betablockern behandelt wurden. Auslöser des Tinnitus waren wahrscheinlich vielfache Allergien, die auf chemische Konservierungsstoffe, Medikamente, Pestizide, Spritzmittel, Kunstfasern, Impfstoffe, Zyklamat, Nickel, Sacharin, Chrom, Zwiebeln, Karotten, Schafwolle, Zucker, Schweinefleisch und die Hausstaubmilbe zurückzuführen sind.

Besserung durch Löschen von Allergien und Giftausleitung

Nach dem „Löschen" aller dieser Störfaktoren und nach einer Gabe Sulfur D 200 sagte er mir, er könne jetzt wieder den Wecker ticken hören. Der Tinnitus wurde leiser. Nach der zweiten Akupunktur hörte das Zischen auf. Da trotz der Zahnsanierung noch eine deutliche Reaktion auf Quecksilber bestand, wurde mit der homöopathischen Giftausleitung durch Hochpotenzen von Mercurius solubilis (Hahnemannsches Quecksilber) begonnen. Folgende weitere Allergene wurden neutralisiert:

Quecksilber, Amalgam, Cadmium, Plumbum (Blei), Benzin, Chlorkresol, Zigaretten, Weizen, Buchweizen, Kuhmilch, Rind, Huhn, Soja und Eiweiß.

Es folgten weitere Akupunkturen und Allergiebehandlungen, die den Tinnitus sehr leise und das Gehör viel besser werden ließen. Er gab an, jetzt könne er bereits frühere unverträgliche Nahrungsmittel wieder zu sich nehmen, der Kopf sei ruhiger, das Quaken im linken Ohr und der blecherne Klang seien völlig weg. Er könne wieder zu 40% besser hören.

Alle Narben wurden mit dem Rotlichtlaser entstört.

Therapie und Erfolg

Nach insgesamt neun Behandlungen, mit Ohrakupunktur, Homöopathie und Bioresonanztherapie, war der Tinnitus nur noch unwesentlich und nicht mehr störend. Der Patient konnte um 40% besser hören und zudem Nahrungsmittel zu sich nehmen und vertragen, die er vorher jahrelang meiden musste. Er hatte keine - durch Kontaktallergien - Schwellungen mehr im Mund, auch keine Kopf- und Nackenschmerzen mehr. Das linke Ohr war nicht mehr taub. Das Rauschen und Pfeifen wurde während der Behandlung immer leiser und ist nach der Quecksilberausleitung ganz verschwunden.

Ein seit vierzehn Jahren bestehender Tinnitus wurde nicht mehr gehört, und das bei einem 70jährigen Patienten, der bereits einen Schlaganfall mit Halbseitenlähmung, viele andere Krankheiten und eine Menge an Therapieversuchen hinter sich hatte. Durch Löschung der vielen Allergien und durch die homöopathische Quecksilberausleitung war dieser Erfolg möglich.

2. Fall: 41jähriger Patient

Diagnose und Anamnese

Ein 41jähriger Mann, Unternehmer eines großen Glas-, Porzellan- und Keramikbetriebes, litt sehr unter einer starken Schallempfindlichkeit, besonders in Räumen, welche er wegen unerträglich hallender Geräusche im Kopf und wegen eines Rauschens und Zischens im linken Ohr kaum noch ertragen konnte. Die Ohren waren „wie mit Watte verstopft", Kopf und Halswirbelsäule schmerzten und Schwindelattacken stellten sich ein. Zeitweise konnte er nicht mehr arbeiten, weil seine Augen schmerzten.

Daraufhin wurde sein Büro untersucht, der Teppichboden entfernt, die Wände isoliert, denn die Beschwerden waren nach einem Umzug seines Büros in diese Räume aufgetreten.

Verzweifelt suchte dieser Mann verschiedene Ärzte auf, die aber die Ursache trotz aller möglichen Untersuchungen nicht finden konnten.

Erst in der Kölner HNO-Klinik der Universität wurde die Diagnose „Tinnitus aurium „ („Ohrensausen", „Ohrenklingen") gestellt, aber helfen konnte man ihm nicht. Die Verzweiflung wurde daraufhin noch größer, und es stellten sich Selbstmordideen bei dem Betroffenen ein. In diesem Zustand kam er zu mir in Behandlung.

Suche nach Umweltgiften oft erfolgreich: Quecksilberintoxikation und Allergien

Da er sehr viel Amalgam und Gold im Mund hatte, wurde zunächst ein Kaugummi-Speicheltest durchgeführt, der folgendes Ergebnis brachte :

- Speichel I (vorher): Hg = 24,0 mg/1
- Speichel II (nachher) : Hg = 80,2 mg/1

Da der Normwert (<2,7 mg/1 Quecksilber) im Speichel vorher und nachher wesentlich höher war, handelte es sich hier um eine sehr hohe Quecksilberbelastung, eigentlich um eine Vergiftung, da die Höchstnorm des Hg-Gehalts im Speichel nach dem Kauen etwa um das Vierzigfache überschritten war. Hierdurch konnten alle seine Beschwerden erklärt werden. Zudem fand ich bei dem Patienten noch viele weitere Allergien , nicht nur solche , die durch unverträgliches Zahnmaterial erworben waren.

Zahnsanierung dringend nötig

Therapie und Erfolg

Devitale Zähne und Wurzelfüllungen wurden durch den Zahnarzt gefunden, der die Amalgamentfernung unter Schutz vornahm.

Alle Materialien, die neu inkorporiert wurden, wurden getestet. Die beherdeten devitalen Zähne wurden gezogen.

Dann folgte die homöopathische Quecksilberausleitung. Danach war der Tinnitus bereits um 50 % leiser.

Neutralisation von Allergien

Nach der ersten Akupunktur hörte er kein Geräusch mehr! Das wiederholte sich nach jeder weiteren Akupunktur und Ausleitung. Nach der dritten Akupunktur, bei der die Amalgamachse und Allergiepunkte genadelt worden sind, verschwand der Tinnitus links völlig, ebenso die Kopf- und die Augenschmerzen. Auch der Schwindel hat sich danach nicht mehr eingestellt. Sogar der Lärm in einer Diskothek machte ihm nichts mehr aus!

Amalgam auch Ursache für Sterilität

Nach einem zweiwöchigen Urlaub wurden die Allergien neutralisiert, und zwar Kuhmilch, PCB-Mix, Formaldehyd, Phenyl-Quecksilber-Acetat, Amalgam und Quecksilber, da zudem Kinderwunsch bestand. Die Hg-Ausleitung wurde zu Ende geführt, es traten keine Beschwerden mehr auf.

Sechs Wochen danach wurde seine Frau schwanger. Sie gebar in zwischen zwei gesunde Kinder.

Bemerkung

Dass Allergien im Zahn- und Mundbereich eine besonders große Rolle bei der Ursache für Tinnitus spielen, hat sich bei meinen Patienten immer wieder bestätigt. Es ist auch gut verständlich, dass ein Störfeld im Kopf die empfindlichen Hörnerven beeinträchtigen kann. Vom Amalgam weiß man bereits seit 150 Jahren, dass es eine „toxische Zeitbombe“ ist, und dass Ohrgeräusche zu den vielen Folgekrankheiten einer Amalgamintoxikation gehören. Zudem gehen viele Lebensmittelallergien auf das Konto einer Materialintoxikation im Mund, denn schließlich werden die Nahrungsmittel gekaut, geschluckt, mit Speichel vermengt, der, wie wir bei dem 2. Fall gesehen haben, schon durch Quecksilber vergiftet sein kann.

Wie oft sind es auch Lebensmittelzusatzstoffe,die schwere Allergien verursachen. Das Quincke-Ödem ist eine besonders gefährliche allergische Reaktion, welche durch Allergenkontakt im Mund- und Rachenraum auftritt. Die Schwellungen an Zunge und Mundschleimhaut treten sehr rasch auf und können zur Erstickung führen.

Zum Glück kann man heutzutage mit der Bioresonanzmethode die Allergien, wenn sie bekannt sind, schnell neutralisieren. Daher sollte die Allergielöschung in jeder Praxis durchführbar sein. Die Methode, Allergien mit der Pyramide über zonendominante Ohrakupunkturpunkte zu „löschen", ist die einfachste, schnellste und kostengünstigste (siehe Abb. 8a und 8b)!

3. Fall: 59jährige Patientin

Diagnose und Anamnese

Eine 59jährige Frau, die unter Tinnitus, Herzrhythmus- und Schlafstörungen litt, klagte außerdem über Kopfschmerzen und Allergien. Seit ihrer Jugend hatte sie chronische Nasennebenhöhlenentzündungen. Die Nase war immer verstopft, und sie nahm täglich Nasenspray, auch cortisonhaltige Mittel. Schwindel und Schmerzen in der Wirbelsäule kamen hinzu, weshalb sie immer wieder zusätzlich Medikamente nehmen musste. 1992 bekam sie eine Mittelohrentzündung, die mit Antibiotika behandelt wurde, die aber nicht geholfen haben. Auch Bestrahlungen brachten keine Besserung, denn nach 6 Wochen trat ein Hörsturz mit nachfolgendem Tinnitus auf, rechts mehr als links, im Herzrhythmus pulsierend und den Schlaf störend. Manchmal waren es sogar zwei verschiedene Töne, die dauernd störten.

Auch diese Patientin hatte viel Amalgam in den Zähnen und zudem noch viele Allergien. Besonders allergisch reagierte sie auf Histamin, Thiuram-Mix und Phenylsalizylat.

Therapie und Erfolg

Ursache: Allergien und Quecksilberintoxikation

Es war auch hier klar, dass die Zahnsanierung Vorrang hatte. Zuerst musste alles Amalgam entfernt werden. Danach musste man versuchen, die Allergien zu bannen. Es wurde zunächst alles Amalgam aus dem Mund entfernt und gegen provisorische , getestete Zementfüllungen ausgetauscht. Danach wurde mit der homöopathischen Quecksilberausleitung begonnen und mit Akupunktur und Bioresonanz nacheinander die Allergien neutralisiert. Als homöopathisches Mittel erhielt sie am 12. 12 . 1992 Sulfur D 200, einmal fünf Globuli als Gegenmittel wegen der langjährigen Cortisontherapie . Gegen die hartnäckigen Ohrgeräusche verabreichte ich nach Testung eine Hochpotenz von Causticum D 1000.

Als sie am 15 . 1. 93 wiederkam , hatte sie weder Klingeln noch die tiefen Geräusche, die sie die ganze Zeit gequält hatten. Die Nase war frei, sie hatte keinen Spray mehr gebraucht. Sogar der Schlaf war wieder viel besser. Medikamente brauchte sie nicht mehr.

1993 machte sie eine längere Flugreise. Sie bekam eine Otitis (Ohrentzündung) mit blutigen Absonderungen aus dem linken Ohr. Zudem plagte sie wieder ein leises Klingeln im linken Ohr. Sie hatte große Angst, es könne wieder alles schlimmer werden. Doch hier half jetzt die homöopathische Behandlung. Nach Arnika D 100 und Pulsatilla D 200 verschwand der Tinnitus wieder vollends und mit ihm auch die Kopf- und Rückenschmerzen. Nach weiteren sechs Monaten erhielt sie noch einmal ihr homöopathisches Simile Causticum in D 1000. Der Tinnitus ist nicht mehr aufgetreten.

Bemerkung

In diesem Fall war die Ohrakupunktur als Therapie nicht mehr erforderlich. Nach Zahnsanierung, Entfernung des Amalgams und homöopathischer Therapie war der Erfolg überzeugend. Das homöopathische Mittel half sogar wieder grundlegend nach Auftreten eines Rezidivs durch die Otitis, die während der Flugreise aufgetreten war.

Allerdings war für mich die Medikamententestung mit dem Polfil ter und dem RAC außerordentlich wichtig und zeitsparend, konnte ich damit nämlich aus mehreren nach der Symptomatologie infrage kommenden Mitteln spontan das Simile herausfinden. Die homöopathische Therapie half aber auch hier erst nach Entfernung der Störfaktoren.

4. Fall: 69jährige Patientin

Diagnose und Anamnese

Eine 69jährige Frau mit Herzbeschwerden, einer Hypertonie, einer allergischen Bronchitis und mit Rückenschmerzen und klagte über linksseitige Ohrgeräusche seit drei Jahren.

Ursache: Wirbelsäulenblockade und ototoxische Medikamente

Schon als Kind hatte sie häufige Erkältungen und fieberhafte chronische Bronchitiden, die immer wieder mit Antibiotika behandelt worden sind. Inzwischen war es sogar zu asthmatischen Anfällen gekommen, die sie auf die ernsthaften Sorgen um ihre sehr kranke Tochter zurückführte. Schlafstörungen und Depressionen waren weitere Folgen. Es wurden ihr immer wieder stärkere Medikamente verschrieben, besonders wegen der linksseitigen, neuralgischen Rücken - und Kopfschmerzen, dem dauernden summenden Geräusch im linken Ohr und den Schmerzen im linken Auge. Mehrfach musste sie sich auch wegen einer linksseitigen Ischialgie (Hüftschmerz) behandeln lassen und zudem laufend stärkere Medikamente einnehmen, die sie aber von Seiten des Magens schlecht vertrug.

Therapie und Erfolg

Bei der Akupunkturdiagnostik war eine eindeutige linksseitige Blockade des Ganglion stellatum (unterer Halsnervenknoten) festzustellen, die die Schmerzen im Rücken verursachte. Mit einer Akupunktur konnte sie behoben werden. Dann wurden nach und nach alle Medikamente abgesetzt. Wegen der depressiven Verstimmung erhielt sie eine Gabe Ignatia D 200. Insgesamt wurden 13 Ohrakupunkturen durchgeführt und dabei auch die Allergien behandelt. Sie konnte wieder schlafen, die Herzschmerzen waren nach der erfolgreichen Behandlung der Wirbelblockade verschwunden; sie brauchte auch dafür keine Medikamente mehr einzunehmen, außer den getesteten homöopathischen Mitteln Bryonia D 12 und Calcium carbonicum D 12 im Wechsel. Damit heilte auch ihre Bronchitis aus. Ein Asthmaanfall ist nicht mehr aufgetreten. Über das Summen im Kopf und über Ohrgeräusche hat sie nicht mehr geklagt. Ihre Stimmung war konstant gut.

Die Wirbelblockaden und der jahrelange Medikamentenmissbrauch waren wahrscheinlich die Auslöser des Tinnitus und der Herzschmerzen.

Bei dieser Krankengeschichte wurde mir besonders klar, wie wichtig es ist, eine ganzheitliche Diagnostik und Behandlung durchzuführen. Hier konnte durch Akupunktur und eine homöopathische Therapie nicht nur die starken Ohrgeräusche, sondern auch die Rückenschmerzen, die depressive Verstimmung, die asthmatische Bronchitis, die Herzschmerzen und die Schlafstörungen erfolgreich und ohne Nebenwirkungen beseitigt werden.

5. Fall: 44jährige Patientin

Diagnose und Anamnese

Eine 44jährige Frau, die seit fünf Jahren unter starkem Schwindel und Benommenheit im Kopf leidet, kommt wegen sehr störender, linksseitiger Ohrgeräusche mit Hörminderung, Schlafstörungen und Wirbelsäulenbeschwerden. Der Tinnitus wird manchmal durch Bewegung des Kopfes ausgelöst. Besonders bei Anstrengung pfeift, rauscht und brummt es im linken, aber auch im rechten Ohr, so dass sie es kaum ertragen kann, auch nicht mit *Lexotanil*® und *Adumbran*® . Diese Mittel wurden ihr wegen ihrer zunehmend depressiven Stimmung verordnet. Allergien sind seit Jahren bei ihr ohne Erfolg behandelt worden. Besonders allergisch reagiert sie auf Hausstaub, Hundehaare, Milch und Hartkäse. Sie hat 1966 eine behinderte Tochter geboren, um die sie sich sehr viele Sorgen macht. Zeitweise leidet sie unter Schmerzen im rechten Knie. Am linken Stimmband hat der Hals-Nasen-Ohrenarzt ein kleines Fibrom festgestellt, wo mit sie ihre „verrauchte“ Stimme selbst zu erklären versucht. Allerdings gibt sie auch zu, eine starke Raucherin zu sein. Bisher ist es ihr nicht gelungen, damit aufzuhören.

Allergien sind bei ihr zuvor ohne Erfolg behandelt worden

Die Akupunkturdiagnostik ergab als Ursache des Tinnitus eine Intoxikation durch Amalgam (viele alte Amalgamfüllungen), durch Nikotin und durch Psychopharmaka, die auch Tinnitus auslösen können. Außerdem bestanden eine Menge von Allergien, auch auf

Lebensmittel, was bei der Menge von Amalgam nicht verwunderlich war.

Therapie und Erfolg

Die Zahnsanierung wurde in Angriff genommen und gleich zu Beginn der Therapie das Antiraucherprogramm an den Ohren gestochen.

Bei dem sogenannten Antiraucherprogramm handelt es sich um ein Suchtprogramm. Dabei sticht man außer dem Suchtpunkt:

1 = Nikotin am Ohrläppchen *noch den*

2 = Lateralitätssteuerpunkt rechts *und den*

3 = Antidepressionspunkt, und am linken Ohr *den*

4 = Aggressionspunkt, *den*

5 = Frustrationspunkt *und den*

6 = valiumvergleichbaren Punkt (siehe Abb. 9).

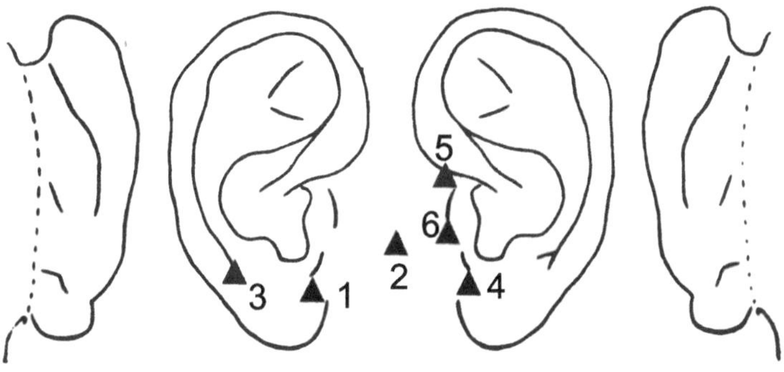

Abb. 9: Das Anti-Raucher-Programm

Mit dieser Kombination von Punkten habe ich meist schon beim ersten Mal einen vollen Erfolg erzielt, denn es treten in der Regel keine Entzugserscheinungen auf. So war es auch hier.

Gleichzeitig wurde mit der Zahnsanierung begonnen, die vornehmlich aus der Amalgamentfernung bestand.

Die Psychopharmaka und die Schlafmittel konnten eingespart wer den, denn durch die Dauernadeln auf dem Antidepressions- und dem valiumvergleichbaren Punkt waren diese Medikamente nicht mehr erforderlich .

Als der Oberkiefer saniert war, konnte die Patientin wieder durch die Nase atmen und hatte keine Nackenschmerzen mehr. Das Rauchen hatte sie ganz eingestellt. Damit waren die Ohrgeräusche bereits „zu 75 % verschwunden"! Sie meinte, sie würde besser hören, „die Stimmen seien nicht mehr so weit weg"!

Als das Amalgam ganz entfernt war, hörte die Frau kein Rauschen mehr. Sie sagte: „Es ist so gut wie niemals vorher".

Die homöopathische Quecksilberausleitung mit Hochpotenzen von Mercurius solubilis wurde durchgeführt. Danach war der Tinnitus völlig weg! Nacken und Schultern waren frei, sie hatte keine Kopfschmerzen mehr .

Der Hals-Nasen-Ohrenarzt stellte eine Verbesserung ihres Gehörs um 10 dB durch ein Audiogramm fest. Auch bei ihm gab sie an, keine Ohrgeräusche mehr zu haben.

An homöopathischen Mitteln bekam sie noch Ignatia in D 200 als Hilfe gegen die anfänglich störende depressive Stimmung.

6. Fall: 54jährige Patientin

Diagnose und Anamnese

Eine 54jährige Frau, die eine schwere Bandscheibenoperation hinter sich hatte und wegen einer Osteochondrose (degenerativer, nicht entzündlicher Prozess des Knorpel-Knochen-Gewebes) häufig über Rückenschmerzen klagte, kam mit Tinnitus auf beiden Ohren und wegen multipler Allergien in meine Behandlung.

Multiple Ursachen für Tinnitus

Bei genauerer Anamnese erfuhr ich, dass sie 1983 eine Uterustotaloperation hatte und seitdem alle 4–6 Wochen eine Hormondepotspritze bekam. Seit einem Jahr nahm sie bereits regelmäßig *Tebonin forte®* wegen des seit 3 Jahren bestehenden Tinnitus. Bisher habe ihr keine Behandlung geholfen.

Das pulssynchrone Pfeifen, Klingeln, Rauschen und Dröhnen sei nicht nur in den Ohren, sondern auch im ganzen Hinterkopf. Außer einem erhöhten Cholesterinwert waren besonders bei Belastung ihre Pulswerte viel zu hoch, so dass man ihr einen Betablocker (*Blocotenol®*) verordnete. Das Audiogramm war unauffällig und zeigte keine Hörminderung.

Der Neurologe, Orthopäde und der Allergologe konnten ihr nicht helfen. Auch der Audiologe fand nicht die Ursache des Tinnitus.

Die Frau war verzweifelt. Man hatte ihr gesagt, dass man gegen ihre Beschwerden nichts mehr tun könne, und dass sie sich damit abfinden müsse. Es war ihr aber nicht möglich , mit diesen Belastungen zu leben.

Deutliche Zahnherde

Bei der Auriculodiagnostik fand ich eine starke Reaktion auf Amalgam, das sich in ihren Zähnen befand. Außerdem hatte sie einen Zahnherd im linken Oberkiefer unter einem devitalen Zahn. Die Werkstoffe, die sich in ihrem Mund in einer Brücke befanden, wa ren ebenfalls Störfaktoren. *Gynodian-Depot®* und *Blocotenol®* erwiesen sich bei der Testung als unverträglich. Selbst die Operationsnarben waren Störfelder.

Im Epikutantest wurden bei einem Hautarzt Allergien auf Amalgam und auf verschiedene Werkstoffe gefunden, welche sich in ihren Zähnen befanden. Sie mussten entfernt werden, aber die Patientin konnte sich dazu noch nicht entschließen.

Therapie und Erfolg

Als Therapieversuch wurden Hormone und Betablocker abgesetzt, die Narben mit dem Rotlichtlaser entstört. Die erste Akupunktur wurde wegen der Allergien durchgeführt.

Die Patientin führte Tagebuch und stellte bereits nach zwei Wochen fest, dass die Geräusche zwar noch vorhanden, aber nicht mehr so störend waren.

Durch eine zweite Ohrakupunktur, die wegen einer linksseitigen Wirbelblockade erforderlich war, wurde das Dröhnen im Hinterkopf zwar erträglicher, aber sie nahm wegen des starken Herzklopfens und der erhöhten Pulsfrequenz aus Angst wieder ihren Betablocker. Bei ihrem dritten Besuch klagte sie über ein inneres Zittern, starkes Dröhnen im Hinterkopf und im linken Ohr. Es wurde ein Herd am letzten Backenzahn im linken Oberkiefer gefunden. Außerdem war das Amalgam noch nicht entfernt worden.

Ich machte ihr klar, dass meine Behandlung nicht helfen würde, wenn sie nicht die Zahnsanierung in Angriff nähme.

In der Nacht danach musste der Notarzt gerufen werden, da sie starke Herzbeschwerden und einen sehr schnellen Puls hatte. Nach einer Injektion wurde es wieder besser.

Das EKG war unauffällig. Sie hatte ein Schweregefühl im linken Arm und Bein, die Zehen „schliefen ein", und ein Kribbeln ging durch die ganze linke Körperseite. Die Ohrgeräusche waren erträg lich, und langsam ließen die Beschwerden nach.

Das *Blocotenol*® wurde abgesetzt und auf *lsoptin*® umgestellt. Im Notfall sollte sie eine Nitrokapsel® nehmen .

Als ein Belastungs-EKG gemacht werden sollte, stieg der Puls wie der auf 140 Schläge pro Minute: Sie sollte wieder *Blocotenol*® ein nehmen. Dadurch wurde jedoch alles wieder schlimmer, denn es stellten sich heftige Oberbauchbeschwerden, Schmerzen hinter dem Brustbein und stärkere Ohrgeräusche ein. Das *Blocotenot*® wurde wieder abgesetzt und dafür *Dociton*® 10 gegeben. Das nun durchgeführte Belastungs-EKG war unauffällig.

Alle Beschwerden, auch der Tinnitus, besserte n sich, als endlich im Januar 1991 die Sanierung der Zähne mit Entfernung des Amal gams erfolgte. Auch die Brücke wurde mit getesteten Werkstoffen erneuert. Wegen der Magenbeschwerden gab ich Nux vomica D 6, 3 mal täglich 5 Globuli vor den Mahlzeiten. Mit Ohrakupunktur und Dauernadeln konnten Depression, Aggression und innere Un ruhe beherrscht werden.

Am 28.6.1991 erhielt ich einen Brief von ihr mit folgendem Wort laut:

Sehr geehrte Frau Dr. Altrock!

Aufgrund Ihrer Empfehlung habe ich die Zahnbehandlung am

7.1.91 begonnen. Alle Amalgamplomben wurden entfernt und durch von Ihnen getestetes Material ersetzt. Ohrgeräusche unverändert. Puls weiterhin bei 100 bis 110 Schläge pro Minute.

Abschluss der Zahnbehandlung Mitte April. Nach etwa 14 Tagen veränderten sich die Ohrgeräusche. Puls bei 90 Schläge pro Minute. Dröhnen im Kopf ließ nach. Vorerst keine weitere Behandlung, da Urlaub. Nach weiteren 14 Tagen Puls bei 70 Schläge pro Minute, kein Dröhnen mehr im Hinterkopf Ohrgeräusche außer bei körperlicher Belastung kaum wahrnehmbar. Am 17. 5.91 vorerst letzte Behandlung bei Ihnen („Ausleitung „). Nach Rückkehr von der Reise melde ich mich wieder.

Mit freundlichem Gruß

E.L.

Das Verschwinden des seit drei Jahren sehr störenden Tinnitus war hier durch das Entfernen von Amalgam, Sanierung der Zähne, die Meidung des ototoxischen, unverträglichen Betablockers und der Hormongaben erreicht worden. Gleichzeitig verschwanden die hohe Pulsfrequenz, die Herzbeschwerden, Schmerzen im linken Bein, im linken Arm, im Rücken und im Bauch. Die insgesamt 5 Akupunkturbehandlungen dienten vor allem zum Auffinden der Störfaktoren, zur Besserung der Psyche und zur Linderung der Schmerzen.

7.Fall: 32jährige Patientin

Diagnose und Anamnese

Eine junge, 32jährige , gutaussehende Frau kam niedergeschlagen und verzweifelt in meine Sprechstunde. Sie hatte ein dauerndes Ohrgeräusch in beiden Ohren, wie Meeresrauschen, tagsüber und nachts . Zusätzlich hörte sie beim Bewegen des Halses ein Klingeln im ganzen Kopf.

Dieser Zustand war nach einer brustverkleinernden Operation vor gut einem Jahr entstanden. Dabei waren die Narben leider nicht besonders gut verheilt, und sie hatte auch jetzt noch häufig an diesen Stellen Beschwerden, besonders bei einem bevorstehenden Wetterwechsel. Wegen Geschmacksstörungen und Schwindel, abwechselnd mit Übelkeit, nahm sie die homöopathischen Mittel Cocculus und China, weil sie Medikamente meist schlecht vertrug. Sie hatte schon eine Reihe von Ärzten aufgesucht und alle ihr bekannten konventionellen Therapien ohne Erfolg durchgemacht. Bei mir legte sie gleich ihren Allergiepass vor, in welchem Aller-

Allergien durch Narben und Zahnwerkstoffe

gien auf Amalgam, Quecksilber, Kupfer, Palladium , Chrom, Cobalt und Nickel bestätigt wurden. Daher wahrscheinlich die Geschmacksstörungen und die Übelkeit! Ich schaute sofort in ihren Mund und fand noch eine Amalgamfüllung und mehrere devitale Zähne. Außerdem hatte sie zwei Titanstifte und eine Prothese im Unterkiefer, gegen deren Material sie allergisch reagierte. Bisher hatte sich kein Arzt, den sie wegen ihrer Ohrgeräusche aufgesucht hatte, für ihr Gebiss interessiert.

Therapie und Erfolg

Das Amalgam wurde entfernt und die homöopathische Quecksil berausleitung durchgeführt. Die devitalen Zähne wurden extrahiert, und die unverträglichen Zahnwerkstoffe in der Prothese durch eine neue mit ausgetestetem und verträglichem Material ausgetauscht. Dann wurden die großen Narben von der Brustoperation mit dem Rotlichtlaser bestrahlt und damit „entstört", die Allergien „neutralisiert" und insgesamt 5 Ohrakupunkturen durchgeführt.

Damit wurde der Tinnitus immer leiser und verschwand ganz. Die Geschmacksstörung, die Übelkeit und der Schwindel waren bald vergessen; sie konnte auch wieder schlafen, und die Narben verur sachten keine Beschwerden mehr.

Bemerkung

Hier sieht man wieder, dass das Auftreten von Tinnitus meist meh rere Ursachen hat. Es waren nicht nur die großen Narben der brustverkleinernden Operation, sondern auch Allergien gegen Amalgam, Prothesenwerkstoffe und Schwermetalle, die mit Sicherheit schon vor der Operation bestanden und das Immunsystem stark geschwächt hatten. Alle diese Störfaktoren mussten nach und nach beseitigt werden, bevor die eigentliche Therapie greifen konnte.

Wie die Schalen einer Zwiebel löst man ein Störfeld nach dem an deren, und schlussendlich stößt man dann auf den tieferen Kern, der die eigentliche Ursache - den Tinnitus - ausgelöst hat, und dies ist beileibe nicht immer auf die Psyche zurückzuführen!

8 Fall: 56jähriger Patient

Diagnose und Anamnese

Hörverlust, Tinnitus, Halswirbelsäulenbeschwerden und Hautekzem durch Quecksilberbelastung

Ein 56jähriger Mann hatte vor einem Jahr einen Hörsturz. Das rechte Ohr war danach völlig taub. Der Hausarzt gab ihm Infusionen und durchblutungsfördernde Medikamente. Auch der Ohrenarzt, den er aufsuchte, gab ihm Infusionen und führte eine Sauerstofftherapie durch, jedoch ohne Erfolg. Er war zu dieser Zeit bei einem Wachbatallion des Bundesverteidigungsministeriums. Nach einer Schießübung hatte alles begonnen. Der HNO-Arzt meinte, es sei wohl doch kein Knalltrauma gewesen. Nach einiger Zeit begann das Ohrgeräusch im rechten Ohr, zuerst in tiefen Frequenzen. Es wurde bei Lärm schlimmer, und besser in Ruhe. Mit dem Gehör wurde es immer schlechter, und das Audiogramm vom 4. 11. 1988 zeigte auf beiden Ohren einen starken Hörverlust, und zwar rechts schon 70 dB bei 1,5 kHz, und links 75 dB bei 3 kHz. Aufgrund dessen ging er bereits mit 55 Jahren in Pension.

Als er dann im April 1989 zur Untersuchung kam, hatten sich trotz mehrerer Therapieversuche die Ohrgeräusche sehr verstärkt. Er klagte nicht nur über ein unangenehmes Rauschen in beiden Ohren, sondern auch über Beschwerden in der Halswirbelsäule und über ein hartnäckiges Ekzem am Kinn, welches nach einer Zahnbehandlung (Entfernung von Amalgam) entstanden war. Allerdings war keine „Quecksilberausleitung“ durchgeführt worden.

Die Störfeldsuche ergab eine deutliche Quecksilberbelastung, einen allergischen Hautausschlag am Kinn, eine Verspannung der Halswirbelsäule durch rechtsseitige Ganglion-stellatum-Blockade und eine deutliche Lateralitätsstörung.

Die Stellatum-Blockade rechts wurde durch Akupunktur beseitigt, die Lateralitätsstörung ebenfalls.

Therapie und Erfolg

Nach der ersten Quecksilberausleitung mit Mercurius solubilis XM verschwand ganz spontan das Ekzem am Kinn, und das Rauschen in den Ohren wurde leiser. Danach wurden die Allergieachsen mit dem Rotlichtlaser behandelt.

Durch weitere Akupunkturen und homöopathische Quecksilberausleitungen wurden die Ohrgeräusche immer leiser und der Nacken immer weniger verspannt. Seine Frau meinte, er könne wieder besser hören. Nach der achten Ohrakupunktur hörte er kein Ohrgeräusch mehr, es war ganz verschwunden. Auch die Halswirbelsäule machte keine Beschwerden mehr. Das neue Audiogramm zeigte eine deutliche Hörverbesserung um 10 bis 15 dB auf beiden Ohren. Insgesamt wurden zehn Akupunkturen durchgeführt. Am Ende waren nicht nur der Tinnitus, sondern auch alle anderen Beschwerden erfolgreich behandelt.

9. Fall: 50jähriger Patient

Diagnose und Anamnese

Herr R. B. kam am 20. 11. 1995 wegen folgender Beschwerden in meine Sprechstunde:

Stimmungsschwankungen

Tinnitus links seit 13.6.1994 als Folge eines Hörsturzes. Infusionen, durchblutungsfördernde Mittel nach Stendal, *Dusodril®* , Lasertherapie hatten keine Besserung gebracht. Darm- und Hautpilze hatten zu Unverträglichkeiten vieler Lebensmittel geführt. Allergien, auch auf Pollen, mit asthmatischen Anfällen traten immer häufiger auf. Als Folge des Tinnitus traten sehr unangenehme depressive Stimmungsschwankungen auf, die vorher nie bemerkt worden waren. Allergien auf Amalgam, Zahn- und Prothesenmaterial, auf Pollen und auf verschiedene Lebensmittel. Angst, depressive Stimmungen, Durchfälle und Leibschmerzen .

Therapie und Erfolg

Sanierung der Zähne. 8 Sitzungen Ohrakupunktur. Homöopathische Zusatztherapie und Bioresonanztherapie mit Löschung der Allergien und Quecksilberausleitung.

Der sehr belastende Tinnitus hat sich wesentlich gebessert. Die Geräusche direkt im Ohr sind komplett verschwunden. Geräusche oberhalb des linken Ohres im Kopf nur noch sehr leise, werden als wenig störend empfunden, belasten im Tagesablauf nicht, werden laut Patientenaussage „nicht bemerkt“.

Gelöst sind auch die Darm- und Pilzprobleme . Nachdem er über ein Jahr lang an der unteren Gewichtsgrenze lag, verbunden mit häufigem Durchfall, verträgt er nun wieder alle Lebensmittel und kann wieder normal essen. Stimmungsschwankungen „gehören ebenfalls der Vergangenheit an".

10. Fall: 23jährige Patientin

Diagnose und Anamnese

Eine 23jährige Studentin kam in meine gynäkologische Sprech stunde wegen Zyklusstörungen mit meist stark verspäteter Regel. Erst mit 17 Jahren bekam sie die erste Menstruation, die aber dann immer wieder für längere Zeit aussetzte und nur sporadisch mit starken Schmerzen kam. Daher hatte man ihr an ihrem Heimatort Ovulationshemmer verschrieben. Wegen schlechter Verträglichkeit wurde die Pillensorte mehrfach gewechselt. Seit drei Jahren quälte sie sich mit heftigen Migräneanfällen, vornehmlich rechtsseitig, zu den Augen ziehend. Vor sechs Wochen musste die Pille dringend ab gesetzt werden, weil sie nach einem schweren Migräneanfall plötzlich einen Hörverlust auf dem rechten Ohr hatte. Infusionen und durchblutungsfördernde Medikamente verursachten zum Gesicht hin ziehende Ohrenschmerzen rechts und nachfolgend pulsierendes Rauschen im linken und ein Pfeifen und Piepsen im rechten Ohr mit Schwerhörigkeit. Sie war ohne Hoffnung, dass diese Beschwerden noch einmal vergehen würden und überlegte bereits ein Abbrechen ihres Studiums, weil sie der Vorlesung im Hörsaal nicht mehr folgen konnte. Auch Rücken- und Unterleibsschmerzen machten ihr das Leben schwer. Eine hartnäckige Entzündung der Harnblase wurde bei ihr vor vier Wochen mit Antibiotika behandelt. Seitdem waren die Ohrgeräusche noch viel stärker geworden.

Verschlechterung durch Infusionen und durchblutungsfördernde Mittel

Bei der gynäkologischen Untersuchung fand ich zunächst eine rechtsseitige Ovarialzyste von der Größe eines Tennisballes.

Sie erhielt zunächst nach Austestung das homöopathishe Mittel Apis mellifica (Bienengift) in D 12 und sollte 2 x täglich 5 Globuli davon einnehmen. Die Kontrolle war nach drei Wochen: Die

Regel war nach 28 Tagen gekommen, die Ovarialzyste war nicht mehr zu finden. An ihrem Heimatort wurden noch eine Bauchspiegelung und eine Ultraschalluntersuchung durchgeführt mit dem Ergebnis: keine Ovarialzyste mehr, nur noch einige Verwachsungen im Bereich der Blinddarmnarbe. Inzwischen hatte sie aber noch einmal eine sehr schwere, rechtsseitige Migräne von zwanzigstündiger Dauer mit Schwindel und Ohrgeräuschen, vom Nacken aus zum rechten Ohr und zum Gesicht ziehend mit Schmerzen im rechten Ohr. Das Gehör hatte stark nachgelassen. Sie bat mich um Hilfe.

Therapie und Erfolg

Als wichtigste Störfaktoren fand ich die alte Blinddarmnarbe, die mit dem Laser behandelt wurde, und eine Lateralitätsstörung, die durch Nadelung des Lateralitätssteuerpunktes rechts in Gold aufgehoben werden konnte.

Jeder Arzt sollte vor einer Hormontherapie ganz besonders den Nutzen und das Risiko abwägen. Auch hier hat sich die ganzheitliche Behandlung mit direkt für die betreffende Person ausgesuchten, potenzierten homöopathischen Mitteln bewährt.

Die nun folgende Repertorisation all ihrer Krankheitssymptome ergab einwandfrei Pulsatilla als Konstitutionsmittel.

Symptome	Kent	Pulsatilla
Piepsen, pfeifen rechts	III/127	1
Pulsierendes Rauschen links	III/128	3
Schwerhörigkeit rechts	111/133	3
Migräne rechts zu den Augen	I/269	3
Schwellung Ovar rechts	III/773	2
Ohrenschmerzen rechts	111/95	2
Ohrgeräusch pulssynchron	III/128	3
Regel zu spät	III/769	3
Menses zeitweise aussetzend	III/769	2
		22

Sie erhielt außer einer einzigen Akupunktur am 23.11.1987 eine Gabe Pulsatilla D 500 in Form von 5 Globuli oral.

Am 21. 04. 1988 berichtete sie mir, dass sie seit der Behandlung im November 1987 keine Migräneanfälle, keinen Schwindel und keine Ohrgeräusche mehr hatte. Die Periode sei seitdem pünktlich und ohne Schmerzen. Sie habe keine Medikamente mehr benötigt.

Was kann ein Tinnitus-Betroffener selbst tun?

Immer häufiger werde ich in meiner Praxis von Patienten angerufen, die mit ihrem Tinnitus nicht mehr leben können und dringend um Hilfe bitten. Weite Wege werden nicht gescheut und oft sind be reits viele finanzielle Opfer gebracht worden. Die Sprechstunden zeiten reichen bei den vielen Betroffenen nicht aus, um eine gründliche Ursachensuche durchführen zu können, und die Beratungen am Telefon nehmen immer mehr zu.

Deshalb habe ich mir überlegt, wie man hier helfen kann und konnte nach Auswertung meiner dreizehn Jahre langen Erfahrungen mit 700 Tinnitus-Patienten ein Programm erstellen, das aufzeigt, was unbedingt von jedem Patienten mit Ohrgeräuschen beachtet werden muss. Dieses sogenannte „Neun-Punkte-Programm" lässt eine Hierarchie der Ursachen für Tinnitus deutlich erkennen und es zeigt den Weg, den man selbst schon beschreiten kann, um bei der Suche nach Störfeldern oder Störfaktoren mitzuhelfen. Diese müssen vor jeder Therapie beseitigt werden. Eine genaue Diagnose ist nur dann möglich, wenn keine Störfaktoren mehr vorhanden sind.

Allerdings hatten alle Tinnitus-Betroffenen, die Amalgam im Mund hatten, eine Quecksilberallergie oder eine starke Belastung durch Amalgam und andere Zahnmaterialien. Oft stand der Ausbruch des Tinnitus mit einer Zahnbehandlung im Zusammenhang.

In meinen Büchern „Gefahren durch Dentalmaterialien und Umwelt noxen" sowie „Tinnitus erfolgreich behandeln", sind von mir noch weitere Zusammenhänge zwischen chronischen Krankheiten mit Zahnwerkstoffen und Umweltgiften aufgezeigt. Nahezu alle Fachgebiete der Medizin stehen in energetischer Verbindung mit dem Diagnosezentrum im Zahnbereich.

Vielfach waren es auch Medikamente, die durch ihre Toxizität oder Unverträglichkeit die Ohrgeräusche verursachten. Auch hier kann jeder an Tinnitus-Leidende die Beipackzettel seiner verordneten oder selbst besorgten Medikamente lesen und darauf achten, ob sie nicht einen Hinweis auf Schädigung des Gehörs enthalten. Jedenfalls gibt es zur Zeit immerhin so viele Medikamente dass man ein unverträgliches durch ein besser verträgliches ersetzen kann. Allerdings geht dies nur mit Hilfe einer Testmethode die sicher beherrscht wird.

Das „Neun-Punkte-Programm"

Wenn die HNO-Fachärzte oder Ärzte in der KJinik mit den konventionellen Methoden der modernen Medizin die Ohrgeräusche nicht mehr beeinflussen können, empfehle ich Ihnen, nach folgenden 9 Punkten vorzugehen :

1. Die Allergietestung

Allergien stehen als Ursachen des Tinnitus bei meinen inzwischen mehr als 700 Patienten mit dieser Krankheit an erster Stelle. *Anmerkung des Hrsg.: Später und nach mehr Erfahrungen setzte sie Punkt 2 „Die Zähne" an die erste Stelle, Allergien waren „nur" noch auf Platz 2)* Daher sollten Sie immer eine Epikutantestung auf Pollen, Lebensmittel, Tierhaare (Basis-Allergentestung), und eine Testung auf Zahnmetalle und Prothesen-Werkstoffe, einschließlich auf Quecksilber und Amalgam, durchführen lassen (Firma Hermal). Sie erhalten dann von dem Allergologen einen Allergiepass, der von allen Krankenkassen anerkannt wird, (die Ihnen zur Weiterbehandlung Zuschüsse gewähren) und zudem Ihrem Zahnarzt bei der Wahl der alternativen Materialien für die Zahnsanierung behilflich ist.

Aber diese Testung ist nicht immer genau und aussagekräftig .

Manchmal muss man sie ein zweites Mal durchführen!

Wenn der Epikutantest auf Amalgam oder auf Quecksilber positiv war, oder wenn dieser trotz starken Verdachts negativ ausgefallen ist, sollte man den Kaugummi-Speicheltest bei einem Arzt durch führen lassen, um herauszufinden, ob durch den jahrelangen Abrieb des Amalgams im Mund bereits eine Vergiftung (Intoxikation) vor liegt. Das Material hierzu kann man beim Labor von Dr. Schiwara, Bremen bestellen, bei dem auch die Untersuchung des Speichels vorgenommen wird (nach Dr. Daunderer, Tox Center ,

München) . Diese Untersuchung muss der Patient zunächst selbst zahlen und kostet etwa DM 105,00 *(Anm.: 1997)*.

Der positive Ausfall dieses Speicheltests verlangt unbedingt die Entfernung des Amalgams, da eine Quecksilbervergiftung durchaus für Hörstürze und Tinnitus verantwortlich sein kann. Zusätzlich muss nach Entfernung des Amalgams und nach provisorischer Füllung mit Zement (auch diese Zemente sollte man vorher testen), eine Quecksilberausleitung erfolgen, z.B. mit *Dimaval*® oder mit Hochpotenzen von Quecksilber. Die Ausleitung der Schwermetalle sollte immer von einem erfahrenen Arzt geleitet und kontrolliert werden.

Ich beginne immer mit Mercurius solubilis XM der Firma Schmidt Nagel, Genf, 5 Globuli als Einmaigabe oral. Nach jeweils vier bis sechs Wochen erfolgt eine weitere Gabe Mercurius solubilis, und zwar mit den Potenzen LM, dann nach vier Wochen CM nach weite ren vier bis sechs Wochen in DM, zuletzt Mercurius solubilis MM.

Anmerkung des Hrsg.: Diese Angaben entsprechen dem Stand von 1997, der Erstveröffentlichung dieses Buches. Durch die enge Zusammenarbeit mit ihr kann ich berichten, dass sie später die Allergietestungen ausschließlich mit der RAC-Pulstestung durchgeführt hat. Zitat: „Alles andere ist mir zu ungenau“

Da sie mich ausdrücklich zu Bemerkungen autorisiert hat, erlaube ich mir in ihrem Sinne zu ergänzen: Zumindest sollten die Allergen mit einer guten manuellen Testung ermittelt werden.

Nach etwa einem halben Jahr ist die Ausleitung abgeschlossen. Da nach können dann die provisorischen Füllmaterialien wieder ent fernt und die endgültige Zahnsanierung vollzogen werden .

Wahrend dieser Zeit erfolgt fast immer eine kontinuierliche Besserung des Tinnitus und aller damit zusammenhängender Beschwerden, vor allem dann, wenn das Amalgam die einzige Ursache der Ohrgeräusche gewesen ist. Meist kommen aber auch noch weitere Ursachen in Frage.

Amalgam ist oft auch der Auslöser für eine Neurodermitis bei Säuglingen und Kleinkindern, die diaplazentar von der Mutter diese Allergie geerbt haben. Die Muttermilch ist dann zehnmal so stark mit Quecksilber belastet und schadet dem Säugling. Daher sollten Mütter mit Amalgam im Mund das eigene Kind nicht stillen! Umgekehrt kann man einem asthmatischen Kind mit der homöopathischen Quecksilberausleitung manchmal erstaunlich schnell und gut helfen, ebenso bei einer Amalgamvergiftung mit Auswirkungen auf die Haut.

Allergien gegen Gräser, Pollen, Lebensmittel und besonders gegen Grundnahrungsmittel sind mit der Bioresonanztherapie problemslos zu löschen wenn kein Therapiehindernis vorliegt.

Durch rezidivierende Nasennebenhöhlenentzündungen kommt es oft zu Hörstörungen und Ohrgeräuschen, die man aber mit Bioresonanzmethoden, Homöopathie oder (und) Akupunktur gut behandeln kann.

Hierzu habe ich eine eigene Löschmethode entwickelt, bei der die im Gerät aufgewerteten patienteneigenen Schwingungen über die zonendominanten Punkte der Allergieachsen dem Patienten an den Ohren zurückgegeben werden (siehe Abb. 7a und 7b). Metall- und Kunststoffallergien beziehen sich oft auf Materialien, die in Brillen, Kontaktlinsen oder Hörgeräten vorkommen und Haut- oder Bindehautreizungen aber auch Ohrgeräusche verursachen können .

Im Zahnbereich selbst ist es wichtig zu wissen, dass es auch Aller gien gegen Kunststoffe und Goldlegierungen, gegen Zahnzemente und Kleber gibt - natürlich aber auch gegen Lokalanästhetika. Diese sollten bei einem Menschen, bei dem bereits andere Allergien bekannt sind, zur Sicherheit immer vorher getestet werden. Auch Zahnprothesen können allein durch die Allergie gegen das verwendete Material Tinnitus hervorrufen und aufrechterhalten.

Interessant ist in diesem Zusammenhang, dass Ohrgeräusche im oberen Kopfbereich, unter der Schädeldecke, fast immer durch unverträgliche Materialien an oberen Zahnprothesen verursacht werden, meist durch Gaumenplatten aus Metall oder auch aus cadmiumhaltigem rosarotem Kunststoff.

2. Die Zähne

Tote Zähne im Mund können Störfelder und Tinnitus-Verursacher sein, da sie unbemerkte Entzündungen im Zahnwurzelbereich unterhalten, die man im Röntgenbild nicht immer sehen kann. Sie müssen entfernt werden.

Weisheitszähne machen oft Probleme im Kiefer. Da sie energetische Beziehungen zu den Ohren haben, sollte man sie immer besonders kritisch untersuchen. Auch Metallstifte im Kiefer und wurzelbehandelte Zähne sind häufig Probleme.

Überkronte Zähne können noch Amalgam enthalten, welches man aber im Röntgenbild nicht sehen kann. Bei einer homöopathischen Quecksilberausleitung mit Mercurius solubilis in Hochpotenzen könnte hierdurch eine Verschlimmerung der Beschwerden auftreten! Daher muss man vor jeder Gabe von Mercurius solubilis zur Quecksilberausleitung die Höhe der Potenz genau testen! Dies geschieht durch die periphere Auflage auf die Hand von Mercurius solubilis in der Einatemphase des Patienten. Die richtige Höhe der Potenz bringt den vorher abweichenden Polfilterwinkel zurück zur Geraden. Geschieht dies nicht, wird man einen deutlichen RAC erkennen, wenn man mit dem Amalgamhämmerchen über die Goldkrone streicht.

3. Die Wirbelsäule

Sehr häufig sind Beschwerden in der Wirbelsäule als Verursacher der Ohrgeräusche anzusehen. Verspannungen oder Blockaden im Nacken sind nicht immer leicht durch orthopädische Maßnahmen in den Griff zu bekommen. Hier hat sich bei mir die Akupunktur sehr bewährt, weil ohne Medikamente und deren Nebenwirkungen Schmerzfreiheit erzielt werden kann. Auch hier liegt aber nicht selten die tiefe Ursache im Zahn- oder Kieferbereich, oder ein anderes Störfeld wurde bislang übersehen. Eine „Abnutzungserscheinung“ muss nicht unbedingt zu Wirbelsäulen- oder Gelenkbeschwerden führen!

4. Ototoxische Stoffe

Hierunter versteht man Medikamente, die eine toxische Wirkung auf die Funktion der Ohren und das Gehör haben.

Die Deutsche Tinnitus-Liga hat in ihrer Zeitschrift „Tinnitus- Forum“ bereits in den Heften I, 11/90 und III/90 in zwei Folgen Listen über Arzneimittel aus der A.T.1.-Datenbank veröffentlicht, die mögliche Tinnitus-Verursacher sein könnten. Dazu gehören:

Medikamente als Tinnitusverursacher

Calciumantagonisten, Antihistaminica, Antiepileptica,Antiarrhythmica, Antibiotica, Cytostatica, Acetylsalicylsäure, Antirheumatica, Antihypertonic a, Antidiabetica, Antidepressiva , Diuretica, Malariamittel, Blutfettsenker, einige Sulfonamide, Penicilline.

Der Tinnitus-Patient sollte daher mit seinem Arzt darüber sprechen, ob seine Medikamente in dieser Liste zu finden sind, und ob sie obendrein zur Gewöhnung oder gar zur Abhängigkeit führen können. Deshalb wäre es wünschenswert, auf homöopathische Mittel auszuweichen, die nicht die Krankheit an sich, sondern jeweils personenbezogen den ganzen Menschen behandeln und mit nur einem oder mit wenigen Mitteln seine Selbstheilungskräfte anregen. Damit entfallen dann die Nebenwirkungen der Stoffe, die alle Organe des Körpers toxisch belasten und krankhaft verändern können, wie zum Beispiel das Quecksilber in Amalgamfüllungen.

5. Stoffwechselkrankheiten

Diabetes, Gicht, Rheuma und andere Stoffwechselkrankheiten wer den häufig mit Medikamenten behandelt, die durch ihre schweren Nebenwirkungen viel Schaden anrichten können und nicht selten auch für den Tinnitus verantwortlich gemacht werden müssen.

Die ototoxischen Wirkungen eines Arzneimittels sind nicht immer genau und verständlich im Beipackzettel angegeben. Daher sollte man zumindest solche Medikamente absetzen, die sogar einen Tinnitus auslösen können! Homöopathische Kenntnisse helfen oft besser und ohne Nebenwirkungen.

5. Narben

In der Neuraltherapie ist seit langem bekannt, dass Narben starke Störherde sein können und Stauungen im Energiefluss der Meridiane bewirken können (Dr. Hunecke). Sie werden durch Umspritzen mit einem Anästhetikum entstört. Besser noch eignet sich ein Akupunktur-Rotlichtlaser, der mit einer bestimmten

Lichtfrequenz das Gleiche erreicht, und dies ohne Einstiche und ohne Anästhetikum. Außerdem kann der Therapeut mit Hilfe des Pulsreflexes nach Nogier genau ausmachen, welche Narbe und an welcher Stelle sie stört und dadurch eventuell auch schon mal einen Tinnitus verursacht. Diese Stellen in den Narben werden dann lokal „entstört". Hierdurch kann schon einmal in Sekunden eine deutliche Besserung (Sekundenphänomen) entstehen.

6. Hörsturz

Die eigentliche Ursache des Hörsturzes ist oftmals darin zu finden, dass ein toxisch bedingter Schaden die Resistenz des Menschen so sehr verschlechtert, dass seine Immunität nicht mehr ausreicht, zum Beispiel ein Knalltrauma zu regulieren und ohne Dauerschaden hin zunehmen. Irgendwo im Körper kann beispielsweise ein entzündlicher Herd sitzen, der die Lebenskraft so schwächt, dass ein sogenannter Zweitschlag zur Katastrophe führen kann. Wenn das nicht so wäre, müsste jeder Schütze durch einen lauten Knall, oder jeder Mensch durch eine Explosion, einen Hörsturz mit nachfolgender Taubheit oder Tinnitus bekommen! Auffallend viele Patienten mit Tinnitus nach einem Hörsturz hatten Probleme mit ihren Zähnen.

8.Hormone

Frauen jeden Alters mit Ohrgeräuschen, sowie auch junge Mädchen haben nicht selten eine Hormonstörung als Ursache. Wenn hier die Ovulationshemmer, die Östrogene oder die hormonhaltigen Pflaster abgesetzt werden und der natürliche Hormonhaushalt reguliert ist, verschwindet oft der Tinnitus. Es ist erstaunlich wie viele Frauen meinen, sie müssten solche Hormontherapien prophylaktisch über Jahre hinweg durchhalten, damit sie keine Osteoporose bekämen! Diese Krankheit findet man aber nicht nur bei Frauen, sondern auch bei Männern, die nicht über Jahre prophylaktisch mit Östrogenen behandelt werden. Wenn die Hormonuntersuchung keine pathologischen Werte ergibt, sollte auch nicht mit Hormonen behandelt werden, insbesondere auch desha lb, weil die genauen Ursachen der Osteoporose gar nicht bekannt sind und die Meinungen darüber weit auseinandergehe n. In der Zeitschrift „Tägliche Praxis" vom 9. Januar 1996 steht zu lesen, dass Männer zwischen 50 und 60 Jahren häufiger unter Wirbelsäulendeformitäten und Wirbelfrakturen leiden, als gleichaltrige Frauen. In der Schering-Zeitschrift für Gynäkologen, „Speculum", steht eine aktuelle Stellungnahme für die Nutzen-Risikoabschätzung zwischen postmenopausaler Hormonsubstitution und dem Auftreten von Brustkrebs. In „Natur und Medizin" Heft 1, Jan./ Feb. 1996 wird berichtet, dass die Brustkrebsrate bei Frauen, die nach Ausbleiben der Regel Hormone einnehmen, deutlich erhöht ist, und zwar um 40% bei Frauen, die in der Postmenopause Östrogene allein oder mit Gestagenen kombiniert ein nehmen. Bei über 60jährigen Frauen, die Östrogene bereits länger als fünf Jahre einnehmen, ist nach der amerikanischen Studie, bei der 130000 Krankenschwestern befragt und untersucht wurden, das Risiko, an Brustkrebs zu erkranken sogar 70 % höher als bei Frauen, die keine Hormone erhalten haben.

Sicher ist, dass man auch den Mineralhaushalt überprüfen soll te, um eventuell einen Mangel an Calcium, Fluor, Silicium u.a.m. auszugleichen. Auch hier sind homöopathische Mittel einer anderen Therapie vorzuziehen. Die Carstens-Stiftung finanziert wegen der Verunsicherung der Patientinnen seit einigen Monaten eine Osteoporose Forschungsgruppe am Klinikum der Freien Universität Berlin, deren Ziel der Wirsamkeitsnachweis der homöopathischen Therapie bei Frauen in den Wechseljahren ist.

9. Durchblutungsstörungen

Als weiteren Auslöser der Ohrgeräusche fand ich letztendlich die Durchblutungsstörungen heraus. Immerhin sollte ein jeder, der plötzlich bei sich einen Tinnitus feststellt, sofort zu einem Ohren arzt oder in eine Ohrenklinik gehen, um sich dort einer gründlichen Untersuchung zu unterziehen. Bei Feststellung einer Durchblutungsstörung wird er Infusionen mit Mitteln zur Gefäßerweiterung bekommen, die den Stau im Gefäßsystem des Ohres und des Kopfes auflösen sollen. In den ersten Tagen und Wochen wird diese Therapie noch Erfolg versprechen, später leider meist nicht mehr.

Mit den neun genannten Punkten erhebe ich keinen Anspruch auf Vollständigkeit – sie müssten sicherlich noch um einige mehr erweitert werden. Jeder Fall liegt anders, aber man kann doch davon ausgehen, dass das Vorgehen nach diesen von mir empfohlenen Punkten auf einige wichtige Verursacher hinweist, die dem Patienten selbst oder auch seinem Arzt auffallen sollten, und für die weitere Behandlung hilfreich sind .

Natürlich spielt auch Stress, die übermäßige Beanspruchung im Beruf oder auch im alltäglichen Leben und die Hektik, die viele Menschen als unerträglich empfinden, bei der Entstehung des Tinnitus eine wichtige Rolle. Aber ich glaube, dass in diesen Fällen immer auch ein geschwächtes Immunsystem die tiefere Ursache ist, so dass die Selbstregulierung der körperlichen Funktionen nicht mehr erfolgreich sein kann.

In den meisten Fällen findet man bei den Untersuchungen nach dem Neun-Punkte-Programm bereits einen oder auch oft mehrere Störfaktoren, die zuerst ausgeräumt werden müssen, bevor die eigentliche Diagnostik stattfinden kann. Danach wird der Tinnitus Betroffene in die Sprechstunde einbestellt und mit Hilfe der Aurikulomedizin ganzheitlich behandelt. Dabei nimmt die Anamnese einen großen Stellenwert ein.

Kombiniert man das Therapiekonzept mit der Homöopathie, so muss auch das für den Patienten passende homöopathische Mittel gefunden werden.

Schlussbetrachtung

Am Ende des Erfahrungsberichtes über meine Arbeit an Patienten mit Ohrgeräuschen möchte ich noch folgendes bemerken:

Wenn man die einzelnen Fallbeispiele vergleicht, stellt man fest, dass bei jedem Betroffenenschicksal andere Maßstäbe für die Diagnostik und die Therapie angelegt werden mussten.

Kein Fall gleicht dem anderen. Auch die Störfaktoren sind immer wieder andere gewesen, wie auch die Vorgeschichten und die Ent stehung des Tinnitus nie die gleichen waren.

Durch die Suche nach Störfeldern und deren Beseitigung wird der Mensch ganzheitlich erfasst und behandelt. Es werden Fehler aufgedeckt, die bei einer otologischen, fachärztlichen Untersuchung niemals gefunden würden! Der Arzt muss den ganzen Menschen untersuchen und auch ganzheitlich behandeln.

Die Ursachen, die Tinnitus auslösen können, sind so vielfältig, dass alle Fachbereiche der Medizin zur Klärung des Krankheitsbildes mit herangezogen werden müssen. Nur so ist es möglich, einen Störfaktor nach dem anderen zu finden, zu beseitigen, und letztendlich an die tiefen pathologischen Ursachen heranzukommen.

Die Betroffenen müssen selbst ihre Störfaktoren finden lernen

Mögen diese Ausführungen für Betroffene und Therapeuten gleichermaßen eine Hilfe sein! Mögen die wenigen Beispiele ihnen klar machen, dass auch die schwierigsten Fälle nicht hoffnungslos sind. Die Betroffenen müssen selbst lernen, wo in ihrem Fall Störfaktoren zu finden sind oder wo sie zumindest danach suchen müssen. Sie sollten sich informieren, ob sie an Allergien leiden, ob sie Amalgamfüllungen oder palladiumhaltige Goldlegierungen in Zahnkronen haben, tote, wurzelbehandelte Zähne, Beschwerden im Nacken oder in den Kiefergelenken, Stoffwechselstörungen oder Narben, die ursächlich für ihren Tinnitus verantwortlich sein könnten. Oder ob die Medikamente, die sie einnehmen, eine toxische Gefahr für ihr Gehör darstellen. Ob vielleicht die Hormone, die sie schon sehr lange dem Körper zuführen, nützlich oder schädlich für sie sind. Solche Hinweise könnten für ihren Arzt eine große Hilfe sein, vielleicht sogar die Lösung des Problems Tinnitus !

Hierzu noch ein sehr erfreulicher Brief einer meiner geheilten Patientinnen, den sie an die Deutsche Tinnitus-Liga schrieb:

Sehr geehrte Damen und Herren!

Im Winter 1994 habe ich mich bei Frau Dr. Altrock in Bonn wegen Ohrgeräuschen vorgestellt. Diese Beschwerden hatte ich seit etwa drei Jahren; sie hatten sich ständig verschlimmert.

Frau Dr. Altrock nahm eine Amalgamausleitung mit Mercurius solubilis vor. Hier ist zu ergänzen, dass ich sämtliche Amalgamfüllungen vor etwa fünf Jahren entfernen ließ, ohne dass die in dieser Legierung enthaltenen Giftstoffe durch eine Behandlung aus meinem Körper entfernt worden wären. Der Zahnarzt hatte das Amalgam ohne irgendwelche Vorsichtsmaßnahmen herausgebohrt. Ich ließ außerdem Palladiumkronen entfernen. Zugleich behandelte Frau Dr. Altrock meine vielfältigen, seit langen Jahren bestehenden Allergien mit der Bioresonanzmethode.

Ich kann heute feststellen, dass die Ohrgeräusche fast völlig verschwunden sind und dass außerdem Darmbeschwerden sowie Hautjucken nur noch in Ausnahmefällen auftreten.

Dieses erfreuliche Ergebnis möchte ich der Tinnitus-Liga mitteilen, damit auch andere Betroffene erfahren, dass Tinnitus behandelbar ist.

Mit freundlichen Grüßen K.H.

Die Deutsche Tinnitus-Liga e.V (DTL) ist eine gemeinnützige Selbsthilfeorganisation gegen Hörsturz und Ohrgeräusche, die mit Rat und Tat jedem Betroffenen zur Seite steht. Zu erreichen ist sie in 42353 Wuppertal, Postfach 210351, Telefon (02 02) 24 65 20.

www.tinnitus-liga.de

Ergänzung 2022

übernommen aus der englischen Ausgabe

RAC-Testung mit Polarisationsfilter

Jeder lebende erzeugt ständig ein elektrisches Feld durch die elektrische Aktivität der Zellen. Diese (Licht-)Emission wurde zuerst von Injuschin postuliert (1967) mit den vermutlichen Eigenschaften der Kohärenz, Einfarbigkeit und Polarisation (Schwingungsrichtung). S. Bischof, Biophotonen - Das Licht in unseren Zellen, Frankfurt 1995, S 111.

Diese elektromagnetischen Feldern, die auch durch die Nerven- und Gehirnaktivitität erzeugt werden, sind durch Messmethoden wie das EEG feststellbar sind.

Bahr postulierte nun, dass diese Abstrahlung ebenso polarisiert ist (Schwingungsachsen hat) wie das natürliche Licht, wo sich in der Fotografie Polarisationsfilter in der Praxis bestens bewähren. Jahrzehntelange Erfahrung in der RAC-Diagnostik zeigen, dass diese Annahme zutrifft. Das Feld schwingt im Falle von Gesundheit genau entlang der Achse von Körper, Armen und Beinen.

Ein lineares Polarisationsfilter lässt Licht nur in einer Schwingungsrichtung durch. Wenn während der Drehung des Filters die Ausrichtung der körperlichen Energieausstrahlung mit der Filterausrichtung übereinstimmt, wird Energie übertragen. In diesem Moment reagiert der Körper messbar. Dies ist spürbar durch einen sanften Akzent der Pulswelle. Je nach der Filterstellung, in der während der Drehung des Filters die Antwort ausgelöst wird, kann der Zustand des Energiesystems exakt gemessen werden.

Das Phänomen ist benannt nach seinem Entdecker Nogier (Nogier-Reflex), eingebürgert hat sich seine Bezeichnung „Reflex Auriculo Cardiaque“, kurz RAC. Weniger durchgesetzt hat sich die (zutreffendere) Bezeichnung „Vaskuläres Autonomes Signal“, VAS.

In der Praxis hat sich diese Körperantwort als ein äußerst zuverlässiges Diagnoseinstrument erwiesen. Je nach der Filterstellung, in der während der Drehung des Filters die Antwort ausgelöst wird, kann der Zustand des Energiesystems (als technischer Ausdruck für den Menschen) exakt gemessen werden.

Besuchen Sie auch www.theresia-altrock.de

Abschluss

Zum Abschluss ist zu erwähnen, dass das in diesem Buch beschriebene Vorgehen mir geholfen hat, ein Vielzahl von chronischen Erkrankungen erfolgreich zu behandeln. Es hat sich immer wieder als genau, effektiv und nicht zuletzt kostengünstig erwiesen. Nicht unerwähnt sei, dass, bei korrekter Ausführung, diese Erfolge ohne Nebenwirkungen erreicht wurden. Das war der Fall z.B. bei

- Psychischen Symptomen
- Kopfschmerzen
- Morbus Crohn
- Hauterkrankungen
- Darmgeschwüre
- sowie alle Arten von chronischen Erkrankungen

In vielen Fällen kamen die Patienten in einem „austherapiertem" Zustand zu mir, in dem ihnen von der Schulmedizin keine Hoffnung mehr auf Heilung gemacht wurde. Ich bin sicher: Aufgeschlossene und vorurteilsfreie Medizin kann Erfolge erzielen, die wie ein Wunder aussehen.

Es ist mein tiefer Wunsch, mein Wissen und meine Erfahrungen mitzuteilen um das Leiden von Menschen zu verringern. Dies war und wird immer mein Beruf und meine Leidenschaft sein.

Dr. med. Theresia Altrock

Index

A

B

C

D

E

G

H

I

T

U

W

Z